RELATION

DE L'ÉPIDÉMIE DE CHOLÉRA-MORBUS

QUI A RÉGNÉ A MARSEILLE

PENDANT L'HIVER DE 1834 A 1835.

RELATION

DE L'ÉPIDÉMIE

DE CHOLÉRA-MORBUS

QUI A RÉGNÉ A MARSEILLE

PENDANT L'HIVER DE 1834 A 1835;

PAR G.-A.-T. SUE,

DOCTEUR EN MÉDECINE DE LA FACULTÉ DE PARIS, MÉDECIN EN CHEF DE L'HÔTEL-DIEU DE MARSEILLE, MEMBRE DE LA SOCIÉTÉ ROYALE DE MÉDECINE DE LA MÊME VILLE, DE LA SOCIÉTÉ PHILOSOPHICO-MÉDICALE DE WURTZBOURG, etc.

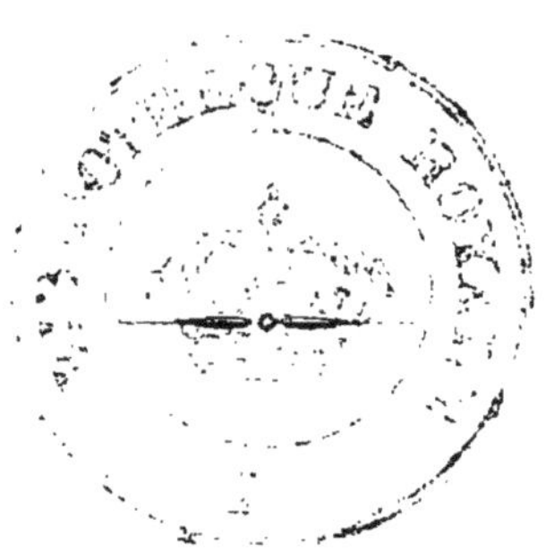

MARSEILLE,

TYPOGRAPHIE DE FEISSAT AÎNÉ ET DEMONCHY,

Imprimeurs de la Ville et du Commerce,

RUE CANEBIÈRE, N° 19.

1835.

La publication de ce travail, annoncée depuis quelque temps, a été retardée par la difficulté que nous avons eue de nous procurer à l'État-Civil l'état-général de la mortalité, depuis l'invasion de l'épidémie, avec diverses indications que nous avions demandées à M. le Maire, dès le 1er du mois d'avril. Sans l'obligeance de M. Roux, employé à la Mairie, qui a noté, jour par jour, avec un soin scrupuleux, le nom, le sexe, l'âge, la demeure, la profession, etc., de chaque cholérique, à mesure qu'on venait faire inscrire son décès à l'État-Civil et qui a bien voulu nous communiquer, vers le milieu du mois de juin, le résultat de ses recherches, qu'il regarde avec raison comme sa propriété, nous attendrions encore les documens dont nous avions besoin pour confectionner notre Tableau de mortalité. Cette communication, quoique tardive, nous a heureusement dédommagé de l'inutilité de nos premières démarches, en nous mettant à même de donner à notre Tableau toute la précision désirable, et d'arriver à des résultats numériques aussi exacts que possible.

RELATION

DE L'ÉPIDÉMIE DE CHOLÉRA-MORBUS

QUI A RÉGNÉ A MARSEILLE

PENDANT L'HIVER DE 1834 A 1835.

CONSIDÉRATIONS PRÉLIMINAIRES.

DEPUIS que le Choléra-Morbus s'est déclaré en Europe, les nombreux écrits qui ont été publiés sur cette maladie, ont laissé, pour ainsi dire, la science au point où elle était à l'époque de la première apparition de ce fléau. La symptomatologie et l'anatomie pathologique sont les seules parties de son histoire qui laissent le moins à désirer, grace aux soins que les médecins français ont apportés à leur étude. Mais pour ce qui est de la cause qui la produit, de son mode de propagation, de sa nature et du siége qu'elle occupe, nous n'en savons guère plus aujourd'hui qu'avant son développement dans nos contrées; et c'est peut-être à notre ignorance sur tous ces points qu'il faut attribuer l'insuffisance et l'incertitude des moyens thérapeutiques opposés jusqu'à ce jour à cette désastreuse affection.

Si, d'une part, un pareil résultat de tant de travaux, entrepris par des hommes de talent, doit faire craindre d'ajouter d'inutiles pages à la stérile profusion d'ouvrages que nous possédons sur cette matière, d'un autre côté, n'y a-t-il pas obligation pour les médecins qui ont eu le triste avantage d'observer la maladie dans les hôpitaux, de faire connaître le résultat de leurs observations, dans l'espoir qu'elles pourront servir un jour à combler quelqu'une des importantes lacunes qui existent encore? — Il n'a fallu rien moins que la conviction d'avoir un devoir à remplir pour nous décider à entreprendre la relation de l'épidémie qui vient d'affliger Marseille et à hasarder notre opinion sur sa cause essentielle, sa nature et son siége probables.

Nous diviserons notre travail en deux parties: la première renfermera l'Esquisse Historique de l'Épidémie; la seconde partie sera consacrée à la Description générale de la Maladie, que nous ferons précéder de quelques observations de Choléra et suivre de réflexions sur les points les plus obscurs de son histoire.

Toutefois, le but principal de ce mémoire est de faire connaître un traitement auquel nous croyons devoir des succès qui pourront peut-être conduire de plus habiles observateurs à établir les bases d'une médication moins désespérante que celles généralement mises en usage jusqu'à ce jour.

Dans les soins que nous avons donné aux cholériques de l'Hôtel-Dieu, nous avons été puissamment secondé par M. *Plauchud*, élève interne de première classe, attaché aux salles cholériques, qui a fait une application intelligente de notre thérapeutique, dans l'intervalle de nos visites, et recueilli avec un soin particulier toutes les observations de choléra. Son amour pour la science l'a porté à entrer dans les bains d'étuves avec tous les malades auxquels ce genre de médication a été prescrit, et c'est à l'étude qu'il en a faite, et sur lui-même et sur les cholériques, qu'appartient en partie ce qui concerne l'action de ce moyen thérapeutique.

Les notes nécroscopiques nous ont été fournies par M. *Coudouniez*, interne aussi de première classe, qui possède des connaissances profondes en anatomie et qui s'est livré aux recherches relatives aux altérations pathologiques, avec une scrupuleuse attention. Nous nous fesons un devoir de rendre à l'instruction et au dévouement de ces deux élèves la justice qui leur est due.

C'est ici le lieu de payer également un légitime tribut d'éloges à M. *Fortou*, administrateur, chargé de la direction du service intérieur de l'Hôtel-Dieu, qui ne craignit pas de fixer sa résidence dans cet hôpital, où par sa présence et son zèle infatigable, il sut assurer toutes les parties du service médical. Un tel exemple d'active philantropie méritait d'être signalé publiquement, ainsi que la belle conduite de plusieurs jeunes gens de familles aisées, lesquels, pendant les plus forts ravages de l'épidémie, lorsque les infirmiers étaient insuffisans pour soigner les malades des hospices, vinrent généreusement les remplacer, et contribuèrent par les soins empressés et les consolations qu'ils prodiguaient aux pauvres cholériques, à relever leur moral abattu et à faciliter leur guérison.

Nous devons aussi ne pas passer sous silence l'abnégation, toute chrétienne, des Sœurs Hospitalières, et désigner particulièrement à la reconnaissance et aux bénédictions du pauvre, la sœur St-Michel qui semblait se multiplier pour être partout où les cholériques avaient besoin de secours.

Quant aux médecins, leur dévouement est chose si commune en temps d'épidémie qu'il est regardé, pour ainsi dire, comme obligatoire. Heureux si les sentimens qui les dirigent, dans ces époques calamiteuses, n'étaient pas trop souvent dénaturés par ceux-là même qui en reçoivent le bénéfice et si les services qu'ils rendent à la chose publique pouvaient ne pas être méconnus au point de faire confondre leur profession, toute de sacrifices, avec les professions essentiellement industrielles !

PREMIÈRE PARTIE.

Esquisse historique de l'épidémie de Choléra-Morbus, observée à Marseille de 1834 *à* 1835.

Lorsque le Choléra-Morbus sévissait à Paris, où son irruption eut lieu d'une manière soudaine, Marseille, justement alarmée des ravages qu'il exerçait dans la Capitale et craignant à son tour d'être envahie à l'improviste, s'empressa de nommer deux commissions médicales (1) pour aller étudier la maladie et recueillir sur les lieux des documens authentiques relatifs aux mesures administratives les plus convenables à prendre contre son invasion et son développement. La création de bureaux de secours et d'hôpitaux temporaires, multipliés le plus possible, ayant été reconnus, d'après l'expérience et de l'avis de tous les médecins de Paris, les moyens de défense les plus efficaces à opposer à ses progrès, dès 1832 l'admi-

(1) L'Administration Municipale choisit MM. les docteurs *Cauvière*, *Rey* et *Rousset*. La Chambre de Commerce et l'Intendance Sanitaire désignèrent MM. les docteurs *Ducros*, *Giraud*, *Martin* et *P. M. Roux*. (*Voyez les Rapports publiés par ces deux Commissions.*)

nistration locale ne pouvait mieux faire que de former provisoirement des commissions sanitaires, qui se trouvèrent pourvues de tous les objets de première nécessité, avant l'époque où une épidémie cholérique se déclara dans une ville voisine. La crainte d'une invasion prochaine pour Marseille paraissait alors tellement fondée que, pour calmer les esprits, l'autorité compétente crut devoir établir un simulacre de cordon sanitaire (1) à quelques lieues de la ville et soumettre les navires sortis du port d'Arles à une quarantaine d'observation. Mais malgré l'insignifiance de cette mesure de précaution, le choléra, toujours bizarre et capricieux dans sa marche, disparut d'Arles sans se montrer dans aucune des villes et villages qui l'avoisinent, pour venir deux ans plus tard frapper inopinément Marseille, au moment où elle était dans la plus parfaite sécurité.

Cette irruption inattendue a été attribuée par

(1) Quatre élèves en médecine furent placés sur deux points différens : deux à *Septèmes*, petit hameau sur la route d'Aix à Marseille, à 2 lieues de distance, et les deux autres à l'*Assassin*, auberge près le village des *Pennes*, à 4 lieues environ de Marseille, où se réunissent les deux routes qui conduisent de *Salon* et des *Martigues* à *Marseille*. Ces élèves avaient pour mission de visiter les voyageurs, pour s'assurer s'ils étaient ou non atteints de choléra, et, dans le premier cas, de leur faire refuser le passage. On conçoit l'inutilité d'une pareille mesure par la facilité qu'avaient les voyageurs de se soustraire à la visite sanitaire, en tournant les deux postes médicaux, abstraction faite de toute autre considération.

les partisans de la contagion, peu soucieux d'expliquer la disparition du choléra d'Arles, sans s'être propagé à aucune des villes de la Provence, à l'importation d'Oran à Marseille de plusieurs ballots d'objets contaminés, qui auraient été introduits dans notre ville, au mépris de toutes les lois sanitaires. L'examen que nous ferons plus tard de la question relative à l'importation, montrera la confiance qu'il faut accorder à une assertion qui a sa source dans la rumeur publique. Disons seulement ici qu'en admettant la réalité du fait, que des renseignemens, pris auprès de M. l'Intendant militaire, permettent de regarder comme dénués de fondement, on ne saurait, sans inconséquence, supposer à des hardes de militaires, transportées d'Oran à Marseille, la propriété de communiquer une maladie qui n'a pu être transmise d'individu à individu, ou par tout autre moyen de communication médiate ou immédiate, alors qu'elle existait à quelques lieues de nous(1), ni être introduite dans nos murs par l'arrivée de nombreux réfugiés espagnols, sortis de Valence et de Barcelone, au moment où le choléra désolait ces deux dernières villes.

Quoique la difficulté de découvrir la liaison des phénomènes du monde matériel et de les rattacher à l'invasion et au développement des maladies

(1) Marseille est à 12 lieues de distance d'Arles.

épidémiques, ait rendu vaines les recherches entreprises dans ce but, avec une ardeur et une persévérance dignes d'un meilleur résultat, et qu'il soit plus que probable que le lien qui unit ces deux ordres de faits échappera toujours à notre investigation, cependant comme l'état atmosphérique semble ne pas être étranger à la plupart des épidémies, nous croyons devoir faire connaître, d'une manière résumée, les phénomènes météorologiques qui ont précédé l'invasion et accompagné le développement du choléra à Marseille.

Depuis plusieurs années, et surtout à dater de 1830, Marseille a éprouvé une sécheresse extraordinaire. Pendant ces quatre dernières années la quantité d'eau tombée annuellement a été de 12 1/2 p., tandis que la moyenne est de 18 p.; et quoiqu'en 1834 l'eau recueillie dans le réservoir de l'Observatoire (20 pouces) ait été au-dessus de la moyenne ordinaire, il n'en est pas moins vrai que le printemps et l'été ont été presque sans pluie, et que pendant cette dernière saison Marseille recevait à peine assez d'eau pour fournir aux premiers besoins de ses habitans. Cet état ne cessa qu'au commencement de l'automne, où des pluies abondantes firent succéder à la température sèche et brûlante de l'été, une humidité constante qui a dû agir puissamment sur l'organisation et préparer peut-être la cause d'invasion, ou faciliter le développement du choléra.

D'après les relevés exacts, extraits des tableaux de l'Observatoire de Marseille (1), il résulte qu'en 1834 il a plu toute la nuit du 8 janvier, le jour et la nuit du 10 du même mois et que, dans la nuit et une partie de la journée du 15, il y a eu une pluie abondante et continuelle.

La quantité d'eau, recueillie pendant les trois premiers mois de cette année, a été de 50^{mm}, 9.

Le plus grand degré de chaleur a été de 16° 10 centig.,

Le moindre de 1° 7.

Les vents dominans ont été le N.-O., E. et O.

Le 7 mai il a plu de 3 à 6 heures du soir, ainsi que le 27 du même mois où une pluie abondante a été accompagnée de tonnerres.

Le 8 juin il y a eu également une forte pluie avec tonnerre et grêle.

La pluie tombée pendant les mois d'avril, mai et juin a été de 77, 5.

Les N.-O., S. et S.-O. ont été les vents qui ont dominé.

La plus grande chaleur a été de 26° 2 et la moindre de 10° 4.

Pendant le mois de juillet il n'y a eu que trois légères averses qui n'ont pas même rafraîchi l'air.

(1) Les tableaux des observations météorologiques, faites à l'Observatoire de Marseille, ont été mis à notre disposition par M. *Gambart*, directeur de cet établissement, avec une obligeance toute particulière.

Dans la soirée du 15 août il tomba pendant 2 heures une forte pluie avec tonnerre: la nuit du 19 au 20 du même mois fut orageuse; le tonnerre se fit entendre à plusieurs reprises, et, entre 3 et 4 heures, il fit une averse assez violente, mais de peu de durée, qui ne donna qu'un litre et demi d'eau; de 5 à 6 heures les coups de tonnerre sont devenus plus fréquens et plus forts, et, dans l'espace d'une heure (de 6 1/2 à 7 1/2), il est survenu une pluie extraordinaire qui a donné 17 1/2 litres d'eau.

Le 9 septembre il y eut encore un violent orage: vers 7 heures et 1/2 du matin le tonnerre commença à gronder, et, jusqu'à 3 1/2 heures du soir, les éclairs et les coups de tonnerre se succédèrent presque sans interruption. L'orage était tout-à-fait sur la ville: à 7 heures 3/4 la pluie commença; légère d'abord, elle prit à 8 heures une force peu commune et dura ainsi jusqu'à 8 heures 35 minutes, époque à laquelle il y avait plus de 8 litres d'eau dans le réservoir. Pendant qu'elle tombait, le vent était N.-O., ce qui occasionna dans la méridienne, partie du nord, une inondation telle qu'on n'en avait jamais éprouvé. Un peu avant 9 heures le vent avait passé à l'Est; la pluie continua de tomber jusqu'à 10 heures 1/4. La foudre frappa sur la pharmacie de la Miséricorde, tout près de l'Observatoire, et sur la maison n° 44 de la rue Caisserie.

La quantité de pluie recueillie a été de 107,7 pendant les mois de juillet, août et septembre.

La plus grande température thermométrique a été 29°, la moindre 15° 8.

Les vents ont soufflé plus fréquemment O., N.-O. et S.

Pendant les mois d'octobre et de novembre il est tombé 306,12 d'eau, et les vents dominans ont été N.-O., E., S.-E. et S.

La température moyenne a été de 14°.

Le mois de décembre, où l'on a observé les premiers cas de choléra, a été sans pluie; la plus grande chaleur a été de 14° 3, le 5 à 3 heures, et la moindre — 0° 8 le 20; la plus grande différence de température, en 24 heures, a été de 8° 4, du 15 au 16.

Le vent N.-O. a soufflé pendant 19 jours, celui d'Est pendant 9 jours, il y a eu 2 jours de S.-E. et 1 jour de vent S.

La plus grande élévation du baromètre, réduite à zéro, a été de 773,52 le 28, à 9 heures du soir, et la moindre, observée le 18, à 6 heures du matin, a été de 747,73.

En janvier 1835, le plus haut degré de chaleur a été de + 14,4; le plus bas de — 1° 4, et la plus grande différence de température, en 24 heures, de 10,7.

En février, la plus haute température a été de 14° 4, la moindre de + 0° 3, et la plus grande différence de 11° 5.

Il y a eu 20 jours de gros vent N.-O. et le ciel a presque toujours été nuageux ou couvert.

Enfin en mars, il y a eu 26 jours de gros vent N.-O., et 7 de vent d'Est ; le tonnerre s'est fait entendre le 20, à 2 heures, par un gros vent N.-O. La température moyenne a été de 9° 4, et sa plus grande variation de 12° 6.

Pendant les trois mois qu'a duré l'épidémie la quantité d'eau recueillie a été de 98,80.

Les vents N.-O. et S. ont dominé entre tous d'une manière prononcée. Mais dans la même journée le vent passait souvent du N.-O. au S.-E. et S.-O.; et de l'E. au N.-O. et S.-O., et ces changemens fréquens établissaient une transition brusque de température et une inconstance remarquable de temps.

Des brouillards épais ont souvent couvert l'horizon et la ville et, à l'exception des 8 derniers jours de janvier, le ciel a presque toujours été couvert ou nuageux.

Telles sont les principales circonstances atmosphériques qui ont précédé et accompagné l'apparition du choléra à Marseille. Quelle que soit l'influence, impossible à déterminer, qu'elles aient pu avoir sur l'invasion et le développement de l'épidémie, celle-ci a débuté dans les quartiers les plus aérés, par quelques cas isolés, vers le milieu du mois de décembre 1834; elle est ainsi restée stationnaire jusqu'au 23 février 1835; elle a commencé à s'accroître le 24 du même mois, et n'a acquis son summum d'intensité que le 2 mars. Cette période d'accroissement a duré jusqu'au 15 du même mois, époque à laquelle la maladie a décliné d'une manière sensible. On vit alors décroître le nombre des malades et s'amoindrir les symptômes qu'ils présentaient. Enfin l'épidémie put être considérée comme ayant cessé vers la fin de mars, quoique quelques cas se soient encore manifestés dans le mois suivant et que le dernier décès cholérique porte la date du 21 avril.

D'après le rapport des médecins de l'Hospice de la Charité, un cas de choléra douteux, suivi de décès, aurait été observé chez un vieillard de cet établissement le 9 du mois de décembre 1834; mais le premier cas de choléra, constaté en ville, a été présenté, le 7 (1) du même mois, par le sieur *Sardou*, plâtrier, demeurant chemin neuf de la Magdelaine.

Cet individu, atteint d'une gastrite chronique, fut pris subitement d'un froid glacial, de vomissemens et de selles blanchâtres, etc., et succomba le 11 (2), après avoir offert les caractères les plus tranchés du choléra asiatique.

(1) Ce jour-là la chaleur était de 11° cent. Le ciel était couvert, le vent a soufflé Est jusqu'à 3 heures où il est passé au N. O.

(2) Le 11, le thermomètre cent. marquait 8° 5 (temp. moyenne), le ciel était nuageux, un brouillard couvrait la ville; le vent était au N. E. le matin, et N. O. depuis midi jusqu'au soir.

Le 14, le nommé *Icard*, habitant la même maison, est atteint de la même maladie et meurt en 48 heures.

Le 15, le sieur *Paul*, maçon, rue de la Butte, n° 1, présente des symptômes cholériques, d'abord légers, qui acquièrent une intensité inattendue le 22 à midi, et l'enlèvent dans 6 heures de temps.

Le 22, M. *Peyron*, agent de change, demeurant rue de la Palud, est frappé à 3 heures du matin et succombe à 5 heures du soir. Un autre malade ne résiste que quelques heures aux atteintes du mal.

Le 23, M. *Olivier*, juge au tribunal civil, logé place des Hommes, succombe très-rapidement, à la suite de symptômes cholériques.

Madame *Eméric*, rue Grignan, est prise à 6 heures du soir, et meurt le lendemain 24, à 9 heures du matin.

Ce même jour, M. *Maurin* de Barcelonette, de passage à Marseille et logé à l'hôtel Petit-St.-Jean, est saisi de froid, crampes, vomissemens et selles blanchâtres etc., et n'est hors de danger que le 31 du même mois (2).

Le 26, le sieur *Guillet*, cordonnier, logé aux

(2) Ce malade est, à notre connaissance, le premier qui a guéri : il a été soumis (le bain d'étuve excepté) au même traitement que nous avons plus tard employé chez les cholériques de l'Hôtel-Dieu.

Madame *Rampal*, épouse du médecin de ce nom, atteinte le 28 décembre, n'a été rendue à la santé qu'après une convalescence longue et pénible.

environs du Grand Théâtre, meurt après 12 heures de maladie.

M. *Oddo*, avoué, demeurant sur le Port, atteint le même jour, succombe le 29, à la suite d'une réaction incomplète.

Dans la journée du 27, deux femmes meurent dans moins de 12 heures.

Il meurt également deux personnes, le 28, en moins de 24 heures.

Enfin les 29 et 30, deux cholériques sont admis à l'Hôtel-Dieu où ils succombent dans les premières 24 heures du mal (1).

(1) Ces détails, extraits des registres de la Société Royale de Médecine, diffèrent de ceux qu'ont donné sur les premiers malades MM. *Franc* et *Méry* dans leur ouvrage intitulé : *Le Choléra à Marseille*. D'après ces auteurs, *Sardou*, *Icard*, *Peyron*, *Olivier*, *Emeric* et *Guillet* auraient tous habité le chemin de la Magdelaine ou des rues inconnues ; *Icard* serait mort le même jour que *Sardou*, le 11 décembre, tandis qu'il n'a succombé que le 16; *Peyron* aurait péri le 16, au lieu du 22. D'autres erreurs, plus graves, nous ont encore frappé : la sœur hospitalière de l'Hospice de la Charité, qui a été soignée par M. *Fabre*, chirurgien de cet hôpital, et qui est encore pleine de vie, figure dans la colonne des morts, traitée par M. *Dugas*, médecin de l'Hôtel-Dieu ; la plupart des militaires y sont désignés comme ayant été soignés par MM. *Vignolo*, élève interne de 2me classe, *Fabre*, *Dugas*, *Suc*, médecins, et un seul par M. *Pinel*, médecin des salles militaires, qui les a tous traités ; la mortalité de la garnison est portée à 18, tandis que dans le tableau des hospices, inséré à la fin du même ouvrage, elle s'élève à 21, etc. etc.

Ces inexactitudes autorisent à penser que MM. *Franc* et *Méry* n'ont pas apporté à la confection du tableau synoptique qu'ils ont publié, toute l'attention désirable, et ne permettent guère d'ajouter une foi entière aux chiffres et calculs qui font la base de leur travail, remarquable d'ailleurs.

Tous ces faits, et les autopsies des premiers cholériques décédés à l'hôpital, pratiquées en présence de tous les médecins qui ont voulu y assister, ne permettent plus de douter que le fléau n'ait envahi Marseille. Cependant quelques médecins nient encore son existence, et, devenus peuple pour un instant, ils attribuent toutes ces morts rapides à des indigestions ou à d'autres imprudences. Cette inconcevable obstination à ne pas vouloir se rendre à l'évidence, continua même jusqu'à une époque où les gens éclairés, qui avaient d'abord cherché à se faire illusion, ne furent que trop convaincus de la réalité et de la nature du mal.

Le peuple profite de cette divergence d'opinion (si l'on peut appeler de ce nom l'opposition de quelques médecins dont la plupart reconnurent bientôt leur erreur) pour calomnier les intentions des hommes de l'art qui ont les premiers signalé la présence du choléra dans notre ville. Dans la sécurité où laisse un danger qu'on ne croit pas réel, il se contente dans les premiers momens, alors que la mortalité, peu considérable, n'a lieu que chez les gens aisés, à chansonner la maladie et ceux qui la qualifient de cholérique. Mais plus tard, lorsque le fléau eut pénétré dans les vieux quartiers, où il fit de plus nombreuses victimes, force lui fut de croire à un mal nouveau qui défigure subitement ceux qu'il atteint et tue presque tous ceux qu'il frappe. Le choléra était alors l'empoisonnement des fontaines publiques, du vin et des viandes : toujours inaccesible à la vérité, la populace invente à ce sujet les contes les plus absurdes et les plus contradictoires ; elle accuse le gouvernement, voit des ennemis dans ceux qui lui portent des secours et s'abandonne à une exaspération d'autant plus condamnable contre les médecins, que ceux-ci, toujours admirables de dévouement, n'ont reculé ni devant le danger, ni devant les plus grossières injures. Ici, comme partout et toujours, ils ont fait le bien *Quand même*, n'attendant ni reconnaissance publique, ni récompense nationale, réservées pour des dévouemens d'une autre nature. Il faut dire pourtant, à la louange de notre basse classe, ignorante comme partout, mais pétulante et essentiellement religieuse, que, dans cette circonstance, elle s'est montrée moins barbare que celle de beaucoup d'autres pays où la civilisation passe pour être plus avancée. Sa colère n'a jamais été portée jusqu'aux voies de fait : elle s'est arrêtée à des menaces et à des bruits sinistres, qui cessèrent bientôt, lorsque la parole du prêtre leur eut présenté le choléra comme une punition céleste. Le peuple revint alors à des idées plus saines, à des sentimens plus naturels, et fut ainsi, par l'influence du clergé, retenu dans les bornes d'une modération, à laquelle nous devons sans doute de n'avoir pas vu reproduire ces scènes de désordre que l'ignorance civilisée et la barbarie firent éclater dans la plupart des grandes villes qui ont été désolées par le choléra.

Au milieu de l'agitation que la première annonce du mal jeta dans les esprits, M. le Maire s'entoura d'une commission, composée de la plupart des médecins qui avaient été envoyés à Paris pour étudier le choléra, et s'adressa aux deux sociétés de médecine, pour avoir leur avis sur la véritable nature de la maladie qui nous menaçait. Les rapports qu'il reçut de ces diverses sources ne lui ayant plus permis de douter que le choléra fût disséminé dans divers quartiers de la ville, il prit les mesures de salubrité que commandait la circonstance, invita, par une circulaire, chaque médecin à le tenir au courant de tout ce qu'il pourrait observer de relatif à l'épidemie, et dès le 1er janvier fut ouvert le Bureau de Secours du Nord, quartier le plus misérable et le plus populeux, tandis que les autres bureaux n'entrèrent en exercice que les 1er et 5 mars, époque de la plus grande intensité de la maladie (1). Un bulletin quotidien des décès

(1) Il existait sept Bureaux de Secours et cinq Ambulances.

1° Bureau du Nord, rue des Hugolins, avec ambulance, rue des Carmélites, ouvert le 1er janvier.

2° — du Sud, rue de Larmény, sans ambulance, ouvert le 5 mars.

3° — du Centre, rue Bouterie, avec ambulance dans la même maison, ouvert le 1er mars.

4° — Est (1re section), rue Châteauredon, sans ambulance, ouvert le 5 mars.

cholériques fut, dès ce moment, inséré dans les feuilles publiques, pour faire taire les bruits exagérés qui couraient sur la mortalité.

A cette époque, quoique le mal, encore indécis dans sa marche, ne frappât jamais plus de deux personnes par jour, quelques familles des classes élevées jugèrent prudent de prendre la fuite, et l'Intendance Sanitaire, tribunal incompétent pour décider du caractère contagieux des maladies, crut devoir signaler sur les patentes des navires qui partaient de notre port, l'invasion du choléra. Alors Marseille souffre déjà plus par la crainte de la propagation du mal que par la maladie elle-même. Naples et les États de Sardaigne ferment leurs ports à nos navires, et cette mesure de rigueur absurde est étendue aux bateaux à vapeur qui, après avoir terminé leur quarantaine dans un port quelconque d'Italie, conserveraient encore à bord des marchandises embarquées à Marseille. L'Espagne soumet également nos vaisseaux à une quarantaine onéreuse pour notre commerce, et les États Romains poussent l'absurdité

5° Bureau Est (2me section), rue du Mont-de-Piété, avec ambulance, rue de l'Éclipse, ouvert le 5 mars.
6° — Ouest, rue de l'Évêché, avec ambulance dans la même maison, ouvert le 1er mars.
7° — de la banlieue, rue de l'Académie, sans ambulance.

La cinquième ambulance fut établie aux Catalans, sous la direction de M. le docteur *Boyer* jeune.

jusqu'à n'admettre à libre entrée les provenances de la Toscane qu'après 10 jours d'observation. Un cordon sanitaire est, en outre, établi sur la frontière du Comté de Nice, pour empêcher les voyageurs et les marchandises, arrivant de France, de pénétrer dans le Piémont; et des navires croiseurs, stationnés à l'embouchure du Var, ont ordre de faire feu sur les bateaux pêcheurs qui dépasseraient la ligne sanitaire maritime (1). Si ces gouvernemens timorés avaient considéré que l'Autriche, après avoir reconnu l'insuffisance des précautions sanitaires pour se préserver du choléra, avait fini par y renoncer, et que la Prusse, malgré la triple ligne de cordons et de lazarets dont elle s'entoura, lorsque le fléau dépeuplait la Pologne, ne put l'empêcher d'arriver à sa capitale, les États d'Italie, disons-nous, auraient modifié la teneur des mesures irréfléchies et dignes d'un autre siècle qu'ils ont prises et desquelles l'expérience fait craindre qu'ils n'obtiennent pas les résultats qu'ils s'en promettent.

Vers la fin du mois de janvier le mal était encore disséminé sur des points isolés dans les quartiers les plus salubres, et toutes les victimes avaient été choisies dans les classes aisées. Jusque-là les éta-

(1) Tous les détails, relatifs aux mesures sanitaires prises par l'étranger, nous ont été obligeamment fournis par M. *F. Parrot*, chef de bureau de la Chambre de Commerce.

blissemens publics n'ont pas été touchés : il n'y a de malades ni dans les casernes, ni dans les hôpitaux; les maladies dominantes à l'Hôtel-Dieu (phlegmasies de poitrine) ne partagent pas encore le caractère de l'épidémie, et on observe peu de ces diarrhées particulières, survenues en si grand nombre plus tard, et qui partout ont précédé l'apparition des épidémies cholériques. Après être ainsi resté stationnaire dans sa marche pendant près de deux mois, le choléra diminua sensiblement d'intensité dans les premiers jours de février, pendant lesquels l'on comptait à peine un ou pas de décès cholérique, au point qu'à partir du 17 février l'administration municipale crut pouvoir supprimer les bulletins quotidiens et que la plupart des émigrés de la peur se décidèrent à rentrer. Le petit nombre de médecins qui, dès le principe, avaient considéré la maladie comme un choléra sporadique, n'offrant aucune analogie avec le choléra asiatique, persistaient avec plus d'assurance dans leur opinion qui était, alors plus que jamais, partagée par les personnes étrangères à la médecine, naturellement portées à éloigner toute idée de maladie épidémique dangereuse. Mais leur triomphe fut malheureusement de courte durée; les décès cholériques qui, depuis l'invasion de l'épidémie, ne s'étaient jamais élevés au-delà de cinq à six, s'accrurent rapidement, et la mortalité générale, qui était de 18 le 23, fut portée à 30 le 24, et à 49 le lendemain. Ce chiffre se soutint à peu près le même jusqu'au 10 mars, à l'exception des journées des 2, 3 et 4, les plus meurtrières de l'épidémie, où l'état civil signala 83, 68 et 64 décès. Du 11 au 20, la mortalité flotta entre les chiffres 20 et 30, qu'il ne dépassa plus, et vers la fin du mois, qu'on peut considérer comme l'époque de la cessation de l'épidémie, elle fut réduite à la moyenne ordinaire.

Dans sa marche progressive et envahissante le choléra s'est dirigé de l'Est au Nord-Ouest, en suivant une courbe irrégulière qui s'étendrait du chemin de la Magdelaine, lieu de son début, aux quartiers des Récollets et Bernard-du-Bois, à la Bourgade, aux quartiers des Grands-Carmes, de la Major et de St.-Jean, et s'est répandu, d'une manière fort inégale, sur tous les autres points de la ville. Mais à peine eut-il pénétré dans la vieille ville, composée de rues étroites et mal percées, de maisons insalubres et habitées par la population la plus malheureuse, qu'il y établit son principal foyer de désordres.

Les Sections du Centre (*Saint-Jean*), du Nord (*Grands-Carmes*), de l'Ouest (*Évêché*), habitées par de pauvres pêcheurs et des ouvriers, obligés de travailler en plein air, sont celles qui ont le plus souffert des ravages de l'épidémie.

Le quartier de la Plaine, qui occupe une position élevée au levant, sur la même ligne que le chemin neuf de la Magdelaine, et celui de St.-Victor, situé de l'autre côté du port (Sud), n'ont presque pas compté de malades. Ce dernier quartier, habité en grande partie par des ouvriers employés aux fabriques de savon , est percé de rues larges, dans lesquelles l'air circule librement et offre des conditions hygiéniques, différentes, sous tous les rapports , de celles qui rendent la ville vieille le foyer de toutes les épidémies.

La banlieue n'a offert que peu de cholériques : seize morts seulement ont été enregistrées à l'État-Civil, provenant des villages et nombreuses *bastides* (maisons de campagne) qui entourent notre populeuse cité ; et la garnison, composée de près de 4000 hommes, n'a compté que 50 cholériques.

Nous avons dit que les deux premiers cholériques de l'Hôtel-Dieu y furent transportés les 29 et 30 décembre. Dans les 6 premiers jours de janvier on n'y reçut que 3 nouveaux malades; et, dans la nuit du 7 seulement, y succomba dans quelques heures , à la suite de symptômes cholériques très-prononcés , un militaire , évacué d'Afrique et entré à l'Hôpital, le 13 novembre, pour une entérite chronique. Jusqu'au 17 février , l'Hôtel-Dieu ne compte que 25 malades (12 hom. 12 fem. et le militaire susmentionné) parmi lesquels ne figure aucun militaire de la garnison. Mais du 17 au 28 les admissions sont plus considérables ; elles s'élèvent à 72 (29 hommes , 17 femmes et 26 militaires, dont les deux premiers ne furent atteints que le 17).

La quantité de réceptions à l'Hôtel-Dieu continua d'être en rapport avec la période croissante de l'épidémie jusqu'au 5 mars ; mais à dater de ce jour, où des ambulances furent établies près des bureaux de secours, l'Hôpital ne reçut presque plus de malades. Le nombre des réceptions qui pendant les 5 premiers jours de ce mois s'était élevé à 53 (28 hommes, 12 femmes et 13 militaires), pendant les 26 jours restant ne monta qu'à 26 (12 hommes, 8 femmes et 6 militaires) (1).

Cette diminution doit être attribuée autant à la période décroissante de l'épidémie qu'à la répugnance que les malades avaient pour l'Hôpital, où ils refusèrent d'entrer lorsque les ambulances furent ouvertes, quoiqu'ici comme là ils fussent l'objet de soins particuliers et très-assidus.

Si, dans les premiers jours de consternation et de doute inquiétant qui suivirent l'apparition du choléra, alors que tout le monde avait le droit de parler de la maladie, à l'exception des médecins, dont les intentions étaient bassement dénaturées, on ne

(1)

L'Hôtel-Dieu a admis 177 chlolériq.	82 hom.,	49 fem.,	46 mil.
L'Hospice de la Charité en a traité 23.	6 »	17 »	
L'Hôpital St.-Lazare (des insensés) 17.	12 »	5 »	
L'Hôpital St.-Joseph (idiots) 10.....	2 »	8 »	
L'Hospice de la Maternité (accou.) 1.	» »	1 »	
Total général des cholériques admis et traités dans les hôpitaux...... 228 ch.	102 h.	80 f.,	46 mil.

vit que les plus timorés prendre la fuite et contribuer par les bruits exagérés qu'ils firent courir sur l'état sanitaire de Marseille, à répandre, dans l'intérieur du royaume, la panique dont ils étaient saisis, le jour où la maladie acquit sa plus grande intensité, signalée par le chiffre de la mortalité, la terreur devint générale et gagna toutes les classes de la société. On aurait dit que notre ville venait d'être condamnée à une destruction entière et inévitable; sa population, ardente et impressionnable, ne vit de salut que dans la fuite, et le nombre des émigrans, parmi lesquels on comptait des gens de toutes les conditions et des fonctionnaires publics que le devoir, moins puissant que la peur, ne put retenir à leurs postes, s'éleva, en peu de jours, au-delà de 12 mille. Marseille, un mois auparavant, si active et si animée, offrait alors un aspect triste et bien affligeant : son port était encombré de navires, ses quais et ses rues étaient déserts, ses relations commerciales arrêtées; toutes les affaires, en un mot, furent suspendues, et de nombreux ouvriers, qui vivent au jour le jour, se virent ainsi sur le point de ne plus pouvoir fournir aux premiers besoins de la vie, par le manque de travail. Heureusement que les villes voisines continuèrent à approvisionner notre populeuse cité et que la disette ne vint pas ajouter ses horreurs à la désolation et à la misère momentanées qu'une frayeur exagérée avait fait naître.

Pour prévenir les fâcheux résultats de la faim dans les classes prolétaires et alimenter les ouvriers inoccupés, M. le Préfet eut le soin de faire alors reprendre les travaux du bassin de carénage, et l'Administration Municipale ouvrit en même temps des ateliers de charité. Un appel fut fait aussi à la bienfaisance publique; des listes de souscriptions, annoncées dans les journaux, furent bientôt couvertes de nombreuses signatures et produisirent une somme de près de 160,000 francs, sans compter les dons en argent et en nature qui furent offerts aux comités de secours, avec un empressement et une profusion dignes d'éloges : des sommes furent également votées par la ville, par la chambre de commerce, l'intendance sanitaire et le gouvernement. Le chef de l'État lui même ne voulut pas rester étranger à cet élan général de bienfaisance, et fit parvenir une somme de 25,000 francs. Ces produits réunis permirent non-seulement de soulager toutes les infortunes, mais de fonder, après la cessation de l'épidémie, une œuvre de charité, qui manquait à notre ville, spécialement destinée à élever les filles indigentes, au-dessous de douze ans, que le fléau aurait privé de leur père ou de leur mère.

Avec l'intensité de l'épidémie se développèrent de grands courages et de beaux dévouemens : le clergé et les membres des commissions sanitaires rivalisèrent de zèle et de philantropie; chacun savait se trouver partout où sa présence pouvait être

'le, et ces mêmes hommes, qui s'étaient géné-
ısement offerts pour soigner les cholériques de
ôtel-Dieu, se dévouèrent, avec la même ardeur,
service des pauvres malades de la campagne,
i périssaient faute de secours convenablement
ministrés. Le service médical continua à se faire
ec une activité et une intelligence qui ont été
néralement reconnues : médecins et élèves, tous
nt restés à leurs postes et n'ont été arrêtés, ni par
fatigues, ni par les dégoûts et les désagrémens
xquels ils étaient exposés dans l'exercice de
rs pénibles fonctions. Puisse le souvenir d'une
reille conduite ne pas s'effacer avec le bienfait!
Tant de soins réunis parurent ne pas être sans
sultat, et, soit par le concours de tous ces efforts
en entendus, ou par la marche naturelle des épi-
'mies, le choléra, après un accroissement d'une
ngtaine de jours, commença à diminuer d'inten-
é et à perdre de sa violence. Mais le peuple,
ujours extrême, refuse alors de croire à l'amé-
ration, comme il avait dans le principe dénié
xistence de la maladie : si dans l'origine il s'i-
agina qu'on le trompait et qu'on grossissait
ussement le mal pour l'effrayer et accroître sa
ortalité, par une de ces contradictions qui ne
ɔnt que trop ordinaires à l'espèce humaine, il se
ersuade à présent qu'on lui cache ses ravages,
our apaiser les craintes qui l'agitent, et dans cette
ıusse conviction, il n'espère plus qu'aux prati-

ques religieuses pour faire cesser une épidémie qui marche naturellement vers son déclin. En conséquence, des pétitions, couvertes de nombreuses signatures, sont adressées à l'autorité qui, vu l'exaltation des esprits, agit sagement en permettant les cérémonies extérieures du culte, à la suppression desquelles une partie de la population attribuait le développement du nouveau fléau qui affligeait la ville. Ainsi le 8 mars, malgré la force d'un vent N. O. assez froid, la statue de la Vierge de la Garde, à laquelle les vieux quartiers ont une dévotion particulière, fut processionnellement descendue du fort Notre-Dame et transportée à la Cathédrale de la ville, au milieu de l'enthousiasme général et d'une confiance sans bornes. Des supplications lui sont adressées sur son passage par de jeunes filles élégamment vêtues, et des dons de toute nature lui sont offerts jusqu'à son arrivée à l'église de la Major, où pendant huit jours les fidèles vont implorer sa toute-puissante intervention.

Le 12, une de ces belles journées comme on en voit souvent à Marseille, favorise la procession générale qui a lieu: des pavillons aux mille couleurs flottent partout où elle doit passer; les spectateurs se pressent aux fenêtres, ornées de tentures diverses, et une foule immense, parée comme pour un jour de fête, circule dans nos rues, désertes la veille. D'élégans reposoirs sont disposés à des distances convenables, et un autel est élevé au commencement de la promenade du Cours, à la même place où, plus de cent ans auparavant, Monseigneur de Belzunce célébra une Messe solennelle pour la cessation de la peste de 1720. C'est du haut de cet autel que l'évêque de Mazenod donne la bénédiction à plus de douze mille assistans, prosternés dans un religieux silence et offrant un spectacle des plus imposans. La procession s'accomplit dans le plus grand ordre, et ce ne fut que vers les 6 heures du soir qu'elle rentra à l'église de la Major, d'où elle était sortie à dix heures du matin.

Le 15, la Vierge est remontée à sa forteresse par les mêmes pénitens qui l'avaient descendue, 8 jours auparavant, pieds nus et visage couvert.

Le Saint-Sacrement resta exposé à l'église de Saint-Martin depuis le 12 jusqu'au 21 mars, et le 22 une seconde procession générale termina toutes les cérémonies religieuses.

S'il est vrai de dire que tous ces actes du culte extérieur n'ont pas agi d'une manière sensible sur la marche de l'épidémie, l'on doit cependant reconnaître qu'ils ont produit un bien réel et un effet salutaire, en calmant les imaginations effrayées et les disposant à la résignation. Quant aux décès, ils ne paraissent pas avoir été influencés visiblement pendant tout le temps qu'ont duré les prières et les processions. Si l'on consulte le tableau de la mortalité ci-après, on trouvera même qu'ils ont été plutôt augmentés que diminués. La mortalité est la même le 8 et le 9 mars (42 - 41.) le chiffre qui était de 23 le 12, est porté à 33 le 13 et à 44 le 14. Celui du 16 reçoit une augmentation de 7 sur celui de la veille. La mortalité continue ensuite à décroître graduellement jusqu'à la cessation de la maladie.

Ces faits méritaient d'être signalés, comme documens historiques, pour servir aux philosophes et aux staticiens qui voudront étudier la marche de l'esprit humain et de la civilisation, et comparer les mœurs des habitans du midi et du nord de la France : ils pourront peut-être aussi ne pas être sans utilité pour la classe des personnes qui cherchent des causes surnaturelles à tout événement insolite, quoique dépendant des lois générales qui président aux phénomènes les plus ordinaires du monde organique.

Quoi qu'il en soit, voici un tableau synoptique de la mortalité générale et des décès cholériques, qui permettra de suivre, jour par jour, la marche de l'épidémie, depuis son invasion jusqu'à son déclin. L'exactitude avec laquelle les documens, qui ont servi à le dresser, ont été recueillis par M. *Roux*, employé à la Mairie, au moment des déclarations des décès, et le soin qu'il a mis à les vérifier plus tard à tête reposée, à l'État-Civil, autorisent à penser que, s'il n'est pas l'expression exacte de la vérité, il en approche d'aussi près que possible. Les omissions qu'il peut présenter ne sauraient tenir qu'à ce qu'au début de l'épidémie et lorsque le public refusait de croire à l'existence du choléra, les médecins n'ont pas toujours pu signaler les décès cholériques; ils se seraieut alors exposés gratuitement à la fureur du peuple en déclarant sur les certificats de décès que la mort était causée par le choléra ; plus tard peut-être quelques médecins ne l'ont-ils pas toujours voulu par des motifs qu'il ne nous appartient pas de chercher à pénétrer.

TABLEAU NUMÉRIQUE

DES DÉCÈS CHOLÉRIQUES

ET DE LA MORTALITÉ GÉNÉRALE,

DU 9 DÉCEMBRE 1834 AU 31 MARS 1835.

MOIS DE DÉCEMBRE.

JOURS	MOIS.	CHOLÉRIQUES. HOSPICES. Masculin.	Féminin.	TOTAL	EN VILLE. Masculin.	Féminin.	TOTAL	RÉUNION des deux TOTAUX.	TOTAL GÉNÉRAL PAR JOURNÉE. Masculin.	Féminin.	TOTAL des Décès
9	Déc.	»	1	1	»	»	»	1	6	12	18
11	»	»	»	»	1	»	1	1	5	8	13
18	»	»	»	»	1	»	1	1	10	13	23
23	»	»	»	»	2	»	2	2	10	9	19
25	»	»	»	»	»	1	1	1	6	9	15
26	»	»	»	»	1	»	1	1	7	10	17
27	»	»	»	»	1	2	3	3	10	12	22
28	»	»	»	»	»	4	4	4	5	11	16
30	»	»	»	»	1	2	3	3	7	9	16
		»	1	1	7	9	16	17	66	93	159

N. B. Dans ce Tableau ne sont pas comprises les morts extraordinaires ni les déclarations des enfans qui ne sont pas nés viables, dont suivent les détails.

JANVIER.

Morts violentes, hommes...	8	10	46
Idem femmes...	2		
Garçons p. s. vie........	17	36	
Filles p. s. vie...........	19		

FÉVRIER.

Morts extraordinaires, hommes	4	6	39
Idem femmes.	2		
Garçons p. s. vie............	19	33	
Filles p. s. vie...............	14		

MARS.

Décès accidentels, hommes..........................	8	10	47
Idem femmes..........................	2		
Garçons p. s. vie..........................	21	37	
Filles p. s. vie..........................	16		

MOIS DE JANVIER.

JOURS	MOIS.	CHOLÉRIQUES. HOSPICES. Masculin.	Féminin.	TOTAL	EN VILLE. Masculin.	Féminin.	TOTAL	RÉUNION des deux TOTAUX.	TOTAL GÉNÉRAL PAR JOURNÉE. Masculin.	Féminin.	TOTAL des Décès.
1er	Janv.	1	»	1	1	2	3	4	5	7	12
2	»	»	»	»	»	1	1	1	6	15	21
3	»	»	1	1	1	2	3	4	8	16	24
4	»	»	»	»	2	»	2	2	7	4	11
5	»	»	»	»	»	2	2	2	10	6	16
6	»	»	1	1	»	2	2	3	9	15	24
7	»	»	»	»	2	2	4	4	11	9	20
8	»	1	1	2	1	1	2	4	12	15	27
9	»	»	»	»	»	1	1	1	6	10	16
10	»	»	»	»	1	1	2	2	9	10	19
11	»	»	»	»	1	»	1	1	9	7	16
12	»	1	»	1	»	1	1	2	8	8	16
13	»	»	1	1	»	»	»	1	10	4	14
14	»	»	»	»	»	1	1	1	12	7	19
15	»	»	»	»	»	»	»	0	7	11	18
16	»	»	»	»	»	»	»	0	3	6	9
17	»	»	»	»	1	3	4	4	8	8	16
18	»	1	1	2	1	»	1	3	7	5	12
19	»	»	»	»	»	2	2	2	11	14	25
20	»	»	»	»	»	»	»	»	8	8	16
21	»	1	»	1	1	2	3	4	7	12	19
22	»	1	1	2	»	2	2	4	9	6	15
23	»	»	»	»	2	»	2	2	9	10	19
24	»	1	»	1	2	1	3	4	7	9	16
25	»	»	»	»	2	1	3	3	9	8	17
26	»	»	1	1	2	1	3	4	14	8	22
27	»	»	»	»	2	1	3	3	11	9	20
28	»	»	»	»	1	3	4	4	3	13	16
29	»	1	»	1	»	1	1	2	7	7	14
30	»	»	»	»	»	»	»	0	5	2	7
31	»	»	1	1	1	1	2	3	6	9	15
		8.	8	16	24.	34	58	74	253.	278	531

MOIS DE FÉVRIER.

JOURS	MOIS.	CHOLÉRIQUES. HOSPICES. Masculin.	Féminin.	TOTAL	EN VILLE. Masculin.	Féminin.	TOTAL	RÉUNION des deux TOTAUX.	TOTAL GÉNÉRAL PAR JOURNÉE. Masculin.	Féminin.	TOTAL des Décès.
1er	Fév.	»	»	»	2	1	3	3	8	9	17
2	»	»	»	»	»	1	1	1	7	5	12
3	»	»	»	»	1	1	2	2	12	7	19
4	»	»	»	»	2	3	5	5	8	15	23
5	»	»	1	1	1	2	3	4	3	6	9
6	»	»	»	»	2	»	2	2	6	3	9
7	»	»	»	»	»	»	»	»	5	4	9
8	»	»	»	»	1	2	3	3	9	9	18
9	»	»	»	»	1	»	1	1	7	4	11
10	»	»	1	1	2	»	2	3	7	5	12
11	»	»	1	1	»	»	»	1	3	5	8
12	»	»	1	1	1	2	3	4	6	10	16
13	»	»	»	»	1	2	3	3	7	10	17
14	»	»	1	1	1	2	3	4	6	9	15
15	»	»	»	»	4	2	6	6	5	9	14
16	»	»	»	»	»	»	»	0	4	10	14
17	»	»	»	»	»	»	»	0	5	4	9
18	»	»	»	»	1	3	4	4	8	10	18
19	»	»	»	»	2	2	4	4	9	10	19
20	»	2	»	2	»	3	3	5	6	11	17
21	»	2	»	2	1	2	3	5	11	16	27
22	»	1	»	1	4	1	5	6	8	5	13
23	»	1	»	1	2	1	3	4	10	8	18
24	»	5	1	6	4	6	10	16	15	15	30
25	»	1	4	5	15	15	30	35	21	28	49
26	»	6	1	7	18	9	27	34	28	17	45
27	»	5	3	8	9	13	22	30	20	26	46
28	»	5	3	8	13	10	23	31	24	23	47
		28.	17	45	88.	83	171	216	268.	293	561

MOIS DE MARS.

JOURS	MOIS.	CHOLÉRIQUES. HOSPICES. Masculin.	Féminin.	TOTAL	EN VILLE. Masculin.	Féminin.	TOTAL	RÉUNION des deux TOTAUX.	TOTAL GÉNÉRAL PAR JOURNÉE. Masculin.	Féminin.	TOTAL des Décès.
1er	Mars.	2	3	5	9	14	23	28	16	20	36
2	»	5	7	12	23	18	41	53	41	42	83
3	»	3	3	6	15	29	44	50	28	40	68
4	»	8	2	10	7	26	33	43	29	35	64
5	»	7	2	9	9	18	27	36	21	23	44
6	»	»	2	2	11	20	31	33	20	27	47
7	»	3	1	4	11	14	25	29	20	30	50
8	»	6	3	9	7	14	21	30	17	25	42
9	»	3	3	6	7	10	17	23	22	19	41
10	»	4	1	5	7	9	16	21	24	16	40
11	»	2	1	3	8	8	16	19	14	17	31
12	»	»	2	2	5	7	12	14	10	13	23
13	»	»	1	1	9	8	17	18	16	17	33
14	»	2	»	2	7	14	21	23	19	25	44
15	»	»	3	3	2	6	8	11	7	16	23
16	»	»	»	»	6	15	21	21	10	20	30
17	»	1	1	2	»	6	6	8	6	15	21
18	»	»	1	1	2	8	10	11	6	14	20
19	»	2	1	3	3	9	12	15	10	18	28
20	»	»	»	»	2	4	6	6	10	11	21
21	»	»	»	»	3	4	7	7	9	11	20
22	»	»	»	»	»	5	5	5	5	12	17
23	»	1	»	1	4	1	5	6	11	4	15
24	»	»	»	»	1	4	5	5	6	11	17
25	»	»	»	»	1	6	7	7	8	12	20
26	»	»	»	»	6	3	9	9	12	13	25
27	»	»	1	1	2	3	5	6	9	13	22
28	»	»	»	»	3	»	3	3	8	7	15
29	»	»	1	1	2	1	3	4	7	4	11
30	»	»	»	»	»	1	1	1	2	6	8
31	»	»	»	»	1	1	2	2	5	10	15
		49.	39	88	173.	286	459	547	428.	546	974

MOIS D'AVRIL.

JOURS	MOIS.	CHOLÉRIQUES. HOSPICES. Masculin.	Féminin.	TOTAL	EN VILLE. Masculin.	Féminin.	TOTAL	RÉUNION des deux TOTAUX.	TOTAL GÉNÉRAL PAR JOURNÉE. Masculin.	Féminin.	TOTAL des Décès.
1er	Avril.	»	»	»	»	3	3	3	6	6	12
2	»	»	»	»	»	»	»	»	7	8	15
3	»	»	»	»	»	»	»	»	5	4	9
4	»	»	»	»	»	»	»	»	8	8	16
5	»	»	»	»	1	»	1	1	8	5	13
6	»	»	»	»	»	»	»	»	5	5	10
7	»	»	»	»	»	1	1	1	4	4	8
8	»	»	»	»	1	»	1	1	2	4	6
9	»	»	»	»	»	1	1	1	5	5	10
10	»	»	»	»	»	»	»	»	5	6	11
11	»	»	»	»	»	»	»	»	2	7	9
12	»	»	»	»	»	»	»	»	6	6	12
13	»	»	»	»	»	»	»	»	3	7	10
14	»	»	»	»	»	1	1	1	9	4	13
15	»	»	»	»	»	»	»	»	1	8	9
16	»	»	»	»	»	»	»	»	5	1	6
17	»	»	»	»	»	»	»	»	5	5	10
18	»	1	»	1	»	»	»	1	6	6	12
19	»	»	»	»	»	»	»	»	4	6	10
20	»	»	»	»	»	»	»	»	10	5	15
21	»	»	»	»	»	1	1	1	6	6	12
22	»	»	»	»	»	»	»	»	2	3	5
23	»	»	»	»	»	»	»	»	7	2	9
24	»	»	»	»	»	»	»	»	»	7	7
25	»	»	»	»	»	»	»	»	6	7	13
26	»	»	»	»	»	»	»	»	5	2	7
27	»	»	»	»	»	»	»	»	6	4	10
28	»	»	»	»	»	»	»	»	7	6	13
29	»	»	»	»	»	»	»	»	6	3	9
30	»	»	»	»	»	»	»	»	4	6	10
		1.	0	1	2.	7	9	10	155.	156	311

TABLEAU présentant, par âge, le nombre des Décédés Cholériques, enregistrés à l'État-Civil, depuis le 9 Décembre 1834, jusqu'au 21 Avril 1835.

AGE.	MASCULIN.	FÉMININ.	TOTAL GÉNÉRAL.
De 0 à 5 ans.	36	29	65
6 à 10	11	11	22
11 à 15	12	5	17
16 à 20	10	13	23
21 à 25	18	13	31
26 à 30	25	19	44
31 à 35	31	34	65
36 à 40	37	41	78
41 à 45	22	27	49
46 à 50	31	38	69
51 à 55	21	36	57
56 à 60	40	49	89
61 à 65	23	45	68
66 à 70	19	45	64
71 à 75	17	42	59
76 à 80	19	24	43
81 à 85	8	9	17
86 à 90	»	4	4
	380	484	864

L'on voit, d'après ce tableau, que la mortalité générale a été, pendant les trois premiers mois de l'année 1835, de 2,066, et que les décès cholériques, à partir du 9 décembre 1834 au 31 mars, se sont élevés à 854 au lieu de 788 que signalent les auteurs du *Choléra à Marseille* (1). La population de la

(1) Il serait peut-être possible d'arriver à un résultat approximatif plus rigoureux, en suivant une autre marche que celle généralement adoptée, et qui consiste à consulter les déclarations des décès, faites à l'État-Civil, dont la garantie est toute morale.

Il est toujours facile de connaître d'une manière certaine la mortalité générale : la moyenne commune de mortalité peut aussi être établie avec assez de précision. Or en déduisant, en temps d'épidémie, la moyenne commune, de la mortalité générale, le chiffre restant ne représenterait-il pas plus fidèlement les décès causés par la maladie régnante, qu'en puisant ces décès à des sources que tant de raisons peuvent rendre incertaines ?

L'on sait que la moyenne de mortalité est, année commune, à Marseille, de 12 à 14 par jour, pendant les mois d'hiver. Si l'on considère qu'en temps d'épidémie les maladies ordinaires sont généralement suspendues, qu'elles revêtent le caractère de la maladie dominante, et qu'en conséquence la mortalité des premières se trouve sensiblement diminuée au profit de l'épidémie, on ne s'écartera pas trop de la vérité (en plus comme en moins) en réduisant à 10 par jour la mortalité des maladies ordinaires pendant l'existence de notre choléra.

Or la durée de notre épidémie (à compter du 1er janvier au 31 mars) ayant été de 90 jours, en les multipliant par la moyenne commune 10, nous aurons 900 morts, occasionées par des maladies autres que le choléra, lesquelles étant déduites de la mortalité générale, qui a été, pendant ces 90 jours, de 2,066, il restera, pour les décès cholériques, le chiffre 1,166. Si à ce chiffre nous ajoutons les 17 cholériques morts en décembre 1834, et les 10 constatés en avril 1835, nous aurons un total de 1,193 décès cholériques, ou soit 8 et 33/145 par mille de population.

Quant au nombre des personnes qui ont été atteintes du choléra,

ville de Marseille étant, d'après le recensement fait en 1831, de 145,215, il aurait donc péri près de 6 personnes par mille, d'après les décès constatés dans les registres de l'État-Civil; et 8,38 sur mille, suivant le calcul que nous avons fait ci-dessous. Dans les deux suppositions, la mortalité aurait été bien inférieure à celle qu'on a constatée dans plusieurs autres localités, et principalement à Paris, qui a perdu 23,42 sur 1000 habitans, ainsi que dans ses communes rurales, lesquelles, pour avoir sensiblement moins souffert que la capitale, ont perdu cependant encore : l'arrondissement de St-Denis 21,03 et celui de Sceaux 17,62 sur mille.

Le peu de ravages que le choléra a exercé dans notre ville doit donc porter notre population, trop prompte à s'alarmer, à moins redouter pour l'avenir les épidémies de cette nature, et à ne pas s'abandonner inconsidérément à des craintes exagérées, dont les conséquences peuvent être si funestes.

nous pensons qu'il serait inutile de chercher à le connaître, même approximativement, parce qu'il faudrait pour cela que chaque médecin voulût fournir la note fidèle des malades qu'il aurait soignés pendant l'épidémie ; ce qui serait bien difficile, sinon impossible, à obtenir. Nous renoncerons donc à nous livrer sur ce sujet à des recherches qui ne pourraient aboutir qu'à un résultat incertain et trop peu concluant ; et nous renverrons à l'ouvrage de MM. *Franc* et *Méry*, qui accusent 1817 personnes atteintes, dont 1297 cas déclarés et 520 déclarations qui ont été négligées.

DEUXIÈME PARTIE.

OBSERVATIONS DE CHOLÉRA-MORBUS.

PREMIÈRE OBSERVATION.

SERRÈRE, *Pierre-Alexis,* âgé de 33 ans, journalier piémontais, est saisi le 22 janvier 1835, après un accès de froid intense, de diarrhée, de vomissemens et de crampes. A son entrée à l'Hôtel-Dieu de Marseille, le 24 à 6 heures du matin, il était dans l'état suivant :

Face grippée, yeux caves, voix très-altérée, extrémités froides, cyanose peu prononcée, pouls filiforme, respiration difficile, selles liquides et blanchâtres, nausées fatigantes suivies de vomissemens blanchâtres, suppression d'urine, crampes légères aux avant-bras et aux extrémités inférieures, cerveau libre, soif vive et désir de boissons froides.

Bain d'étuve à 43° R. Pendant le bain le pouls se relève, la respiration devient facile, etc. — *Eau de Seltz et glace alternativement, potion opiacée éthérée, emplâtre de Ranque sur l'abdomen, après y avoir pratiqué plusieurs mouchetures, lavement avec une demi-once de sulfate de soude et un demi-gros de chlorure de sodium.*

A la visite de trois heures, les vomissemens persistent, le pouls s'est déprimé de nouveau et la plupart des symptômes fâcheux ont reparu. — *Second bain de vapeur, continuation des mêmes moyens.* Au sortir de l'étuve, S. est tranquille, le pouls est presque naturel, la chaleur est bonne, il urine pendant la nuit, et des selles bilieuses ont lieu.

Le 25, à la visite du matin, le mieux de la veille ne se soutient pas; le pouls est affaibli, le corps est froid, etc. — *Eau de Seltz pour boisson, troisième bain d'étuve.* Une douleur se déclare au côté droit de la poitrine après le bain, la respiration est nulle de ce côté. — *Quatre ventouses scarifiées sur l'endroit douloureux.*

Le soir la douleur a disparu; il y a un léger assoupissement. — *Deux ventouses scarifiées à la nuque.* La nuit est tranquille: le malade urine plusieurs fois.

Le 26, le pouls est naturel, la respiration est encore un peu gênée; mais il n'y a pas de douleur à la poitrine. — *Eau gommeuse pour boisson, lavement avec une once de sulfate de soude.* Les selles, qui n'avaient pas eu lieu depuis deux jours, sont abondantes.

A quatre heures la respiration est plus difficile

que le matin; elle est tout-à-fait mécanique. —*Quatre ventouses sur le côté gauche de la poitrine.*

A huit heures la gêne de la respiration persiste, l'assoupissement augmente. —*Lavement avec une once de sulfate de soude.*

Le 27, la respiration est plus libre, les urines sont abondantes, pas de selles. — *Lavement ad usum, orangeade, deux ventouses scarifiées sur la poitrine.*

Le 28, le pouls est plus fort et plus fréquent que la veille, la langue est rouge sur ses bords, douleur à l'abdomen, produite par l'emplâtre, qui est enlevé et remplacé par un cataplasme de farine de lin. — *Orangeade pour boisson.*

Le 29, la respiration est facile, le pouls est un peu fréquent, légère douleur à l'épigastre.—*Douze sangsues, loco dolenti, orangeade.*

Le 30, la douleur de l'épigastre a disparu, le pouls est naturel, le malade éprouve de l'appétit. —*Deux bouillons de poulet, eau sucrée.*

Le 31, le mieux se soutient. —*Quatre bouillons de poulet.*

Le 1er. mars, le malade se trouve tout-à-fait bien. — *Deux soupesde semoule et deux bouillons.*

Le 2, survient une éruption urticaire qui commence à s'effacer le quatre.

A dater de ce jour S. marche rapidement vers la guérison, qui est complète le 8 où il mange la demi-portion matin et soir.

DEUXIÈME OBSERVATION.

PÈRE, *Jean-Laurent*, balayeur de rue, âgé de 38 ans, est pris, dans la nuit du 24 au 25 février, d'un froid violent avec diarrhée, crampes et vomissemens. Transporté à l'Hôtel-Dieu le 25, vers les 9 heures du matin, il offre les symptômes suivans:

Froid glacial aux extrémités, yeux cernés et enfoncés dans les orbites, voix éteinte, face cholérique, langue aplatie et froide, haleine glacée, anxiété précordiale inexprimable, soif ardente, sensation de brûlure à l'estomac et aux entrailles, vomissemens et selles blanchâtres, inodores, suppression d'urine, crampes violentes aux extrémités inférieures, cyanose bien prononcée, pouls insensible à la radiale, faible et irrégulier aux carotides; moral vivement affecté.

Bain d'étuve à 42°. Au sortir du bain le malade est placé dans une couverture de laine et boit quelques cuillerées de tilleul chaud. — *Eau de Seltz et glace, à son choix, potion avec six onces d'eau de menthe, quatre grains d'ext. gom. d'opium et une once de sirop d'éther; lavement avec une once de sulfate de soude et demi-gros de chlorure de sodium, de 4 en 4 heures.* Le pouls tarde peu à se relever, la chaleur revient, et la plupart des symptômes paraissent amendés; néanmoins les crampes persistent toujours violentes. — *Emplâtre de Ranque sur l'abdomen, frictions avec un liniment composé de parties égales d'alcool camphré et de laudanum liquide de Sydenham.*

A la visite de 3 heures le pouls est fort et plutôt lent que fréquent, la respiration est embarrassée, absence de tout râle. — *Six ventouses scarifiées sur le thorax, même traitement d'ailleurs.*

Le 26 au matin, P. accuse une douleur à l'épigastre, la langue est arrondie et rouge sur les bords ; il y a eu encore quelques crampes et quelques vomissemens pendant la nuit, la respiration est moins gênée que la veille. — *Eau de Seltz*, 20 *sangsues à l'épigastre.*

A 4 heures la douleur de l'épigastre ne se fait plus sentir, mais la respiration est toujours obscure.— *Quatre ventouses scarifiées sur la poitrine.*

Le 27, le pouls est naturel, la respiration se fait librement; il y a des selles bilieuses, et à la visite de 4 heures P. a uriné copieusement.

Le 28, l'amélioration se soutient. — *Orangeade et eau sucrée pour boisson; un bouillon de poulet dans la journée.*

Le 1er mars, *orangeade, quatre bouillons de poulet.*

Le 2, *deux soupes de semoule, bouillons.* — P. commence à manger le lendemain, et la convalescence suit une marche franche et rapide.

TROISIÈME OBSERVATION.

Berthelot, *Paul*, douanier, âgé de 28 ans, est

saisi, dans la nuit du 15 au 16 février 1835, de crampes violentes, de vomissemens et de selles abondantes; à son entrée à l'Hôtel-Dieu, le 16, à 10 heures du matin, il était dans l'état qui suit:

Face livide et fortement grippée, yeux enfoncés dans les orbites, vomissemens noirâtres, selles blanchâtres, voix profondément altérée, pouls nul, mains et pieds cyanosés, respiration pénible, grand affaissement.

Bain d'étuve à 43°. Point d'amélioration; après vingt-cinq minutes B. est retiré du bain. — *Tilleul chaud, potion opiacée et éthérée par cuillerée à bouche, de quart d'heure en quart d'heure, eau de Seltz.* Il ne s'opère aucune réaction.

A la visite de 3 heures la respiration est plus difficile, et le pouls est sensible, quoique très-faible. —*Nouveau bain d'étuve, eau de Seltz, glace, lavement avec une once de sulfate de soude et un gros de chlorure de sodium, frictions avec le liniment alcool camphré et laudanum, emplâtre de Ranque sur le ventre.* Le pouls est devenu plus sensible, la voix est moins altérée.

Le 17, à la visite du matin, le pouls continue à être perceptible, la respiration est toujours difficile et très-obscure; la poitrine, percutée, fournit un son mat sur toute la surface antérieure et principalement du côté droit. — *Quatre ventouses scarifiées sur la poitrine, frictions, lavement ad usum.* Ce dernier, ne produisant pas de selles, est réitéré à une heure sans résultat.

A la visite de 3 heures le pouls s'est relevé, la chaleur est bonne. — *Une bouteille d'eau de Seltz.*

Le soir à 8 heures la réaction est bonne, le pouls est fort, la chaleur se soutient, la respiration est moins pénible; ventre mollasse et mobile sous les doigts, absence de selles. — *Une bouteille d'eau de Sedlitz.* Il y a plusieurs selles blanchâtres pendant la nuit et quelques vomissemens noirâtres, dus probablement à l'eau de Sedlitz.

Le 18, à la visite de 8 heures, l'état de B. paraît très-satisfaisant; l'emplâtre, qui a produit son effet, est enlevé. — *Orangeade, eau de Seltz, deux lavemens émolliens, cataplasme de même nature sur le ventre.*

Le 19, même état. — *Mêmes prescriptions.*

Le 20, le malade est moins bien; il n'a pas encore uriné, et il se plaint d'une douleur à la région hypogastrique. — *Deux heures de fomentations, deux lavemens émolliens (pariétaire et mauve), limonade sucrée avec sirop de gomme.*

Le 21, la respiration est plus gênée, la douleur à l'hypogastre persiste. — *Deux ventouses scarifiées, fomentations sur le ventre, suivies de l'application d'un cataplasme émollient, orangeade pour boisson; à 3 heures lavement avec quatre onces de gros miel.* Des selles bilieuses abondantes ont lieu pendant la nuit, le malade urine.

Le 22, assoupissement léger. — *Deux ventouses scarifiées à la nuque, lavement émollient*

(*bis*), *orangeade* , *fomentations et cataplasmes.*

Le 23, tous les symptômes cholériques ont cessé; il ne reste qu'une respiration pénible, avec toux et expectoration puriforme et une légère douleur au ventre. Son mat au-dessous de la clavicule du côté droit, râle muqueux; respiration exagérée du côté gauche. — *Quatre ventouses sèches, fomentations et lavemens émolliens* , *deux bouillons de poulet* , *eau de Seltz et orangeade gommée.*

Le 24, amendement dans les symptômes de la veille. — *Quatre bouillons de poulet* , *orangeade gommée* , *look blanc.*

Les 25 et 26, à peu près même état. — *Soupe de semoule et bouillons de poulet.*

Le 28, B. demande des alimens. — *Demi-quart le matin* , *soupe le soir.*

L'alimentation est graduellement augmentée jusqu'au quart matin et soir.

Le 25 mars, B. se crut assez fort pour sortir de l'Hôpital : les symptômes de l'affection pulmonaire, préexistante au choléra, semblaient s'être amendés, quoique l'auscultation permît alors de reconnaître l'existence de tubercules ramollis au sommet du poumon droit.

QUATRIÈME OBSERVATION.

Gastaud, *Honoré* , âgé de 39 ans, est apporté à l'Hôtel-Dieu le 3 mars 1835, à 10 heures du matin, dans l'état suivant :

Facies cholérique, yeux cernés, à demi-fermés et enfoncés dans les orbites, pupille immobile, froid glacial, surtout au nez et aux oreilles; cyanose prononcée à la face et aux mains, pouls nul à la radiale, à peine sensible aux carotides; battemens du cœur lents et légers, respiration difficile, crampes légères aux jambes; absence de selles et de vomissemens depuis quelques heures.

Bain d'étuve, eau de Seltz pour boisson. A peine entré dans le bain, G. s'impatiente et témoigne par ses plaintes le désir d'en sortir, disant qu'il étouffe. On le retire de l'étuve, au bout de huit minutes, à peu près dans le même état où il était avant qu'on l'y eût placé. Il est alors enveloppé avec une couverture de laine, placé dans un lit chauffé et frictionné avec un liniment irritant. Une légère réaction s'opère, mais elle est bientôt suivie du retour de tous les symptômes fâcheux qui acquièrent en peu d'instans une gravité désespérante. Son état ne permettant plus de le remettre dans l'étuve, on tâche, mais vainement, de le réchauffer par d'autres moyens: *frictions*, *synapismes*, etc. G. succombe dans la nuit.

AUTOPSIE 24 HEURES APRÈS LA MORT.

Habitude extérieure. Raideur cadavérique bien prononcée; la cyanose a disparu, les ongles seuls restent bleuâtres ainsi que quelques points de la face qui présente le même aspect qu'au moment de la mort.

L'embonpoint ne paraît pas diminué : la peau est flasque et conserve les traces de la pression qu'on y exerce avec les doigts.

Cavité cranienne. Le cerveau n'offre aucune lésion : seulement il paraît contenir une plus grande quantité de sérosité qu'à l'ordinaire; les sinus de la dure-mère sont gorgés d'un sang noir.

Le moelle épinière ne présente non plus aucune lésion appréciable.

Cavité thorachique. Les plèvres sont sèches : le péricarde ne contient pas une goutte de sérosité, le cœur est un peu plus volumineux que dans l'état ordinaire; ses deux ventricules sont distendus par un sang noir et poisseux et renferment quelques caillots de fibrine; les gros vaisseaux sont dans les mêmes conditions.

Les poumons sont également gorgés de sang de même nature; ils sont sains d'ailleurs, à part quelques adhérences anciennes.

Cavité abdominale. Péritoine humide et poisseux ; absence de sérosité dans sa duplicature. L'épiploon est légèrement rosé : l'estomac contient une grande quantité d'un liquide blanchâtre, au milieu duquel surnagent des flocons albumineux ; sa membrane muqueuse est saine.

L'intestin grêle est dans le même état; seulement le liquide qu'il contient est plus consistant, et dans son étendue sa membrane muqueuse présente quelques plaques rougeâtres qu'on prendrait au premier abord pour le résultat de l'inflammation, mais qui sont dues évidemment à la stase du sang. Les glandes de *Peyer* sont très-développées au cœcum : on remarque également quelques plaques de *Brunner*.

Les gros intestins contiennent des matières ressemblant à du chocolat clair et ne présentent de remarquable que l'injection veineuse de réseau capillaire sous-muqueux.

La rate est moins volumineuse que dans l'état ordinaire.

Le foie est gorgé de sang : son parenchyme est sain d'ailleurs.

Les reins sont sains, la vessie est contractée et contient quelques cuillerées d'un liquide semblable à celui trouvé dans l'estomac.

Système ganglionnaire. Ce système n'offre pas de lésions bien tranchées : on y remarque quelques ganglions légèrement boursouflés et présentant une couleur plus rosée que dans l'état sain. Cet état est surtout prononcé au sémilunaire gauche ainsi qu'aux filets nerveux qui en partent.

CINQUIÈME OBSERVATION.

Kirvaler, *Henry*, matelot russe, âgé de 35 ans, atteint de symptômes cholériques depuis 24 heures, est conduit à l'Hôtel-Dieu le premier mars, dans l'état suivant :

Facies profondément altéré, yeux caves et enfoncés dans les orbites, voix éteinte, langue et haleine glacées, cyanose bien prononcée aux pieds, aux mains et à quelques points de la face, crampes, vomissemens et selles abondantes blanchâtres, pouls à peine sensible, suppression d'urine.

Bain d'étuve à 42°. Après le bain, le pouls s'est relevé, la chaleur est peu développée, la cyanose a disparu en partie, les selles et les vomissemens persistent. — *Eau de Seltz et glace alternativement, lavement chloruré toutes les six heures.*

A la visite de 3 heures le pouls se soutient, les selles et les vomissemens sont moindres, mais il y a anxiété et gène de la respiration. — *Six ventouses scarifiées sur les parties latérales de la poitrine, même boisson.* Le malade est agité pendant la nuit.

Le 2, à la visite du matin, le pouls est plus déprimé que la veille, la respiration est toujours pénible, il y a assoupissement. *Six ventouses sur la poitrine.*

A trois heures, la respiration est tout-à-fait bronchique, il y a menace d'asphixie. — *Synapisme aux jambes.* Mort à six heures du soir.

AUTOPSIE 24 HEURES APRÈS LA MORT.

Habitude extérieure. Raideur générale. Les muscles des extrémités sont parfaitement dessinés; disparition de la cyanose, contraction des muscles crémasters; peau terreuse, embonpoint conservé, etc.

Cavité cranienne. Le cerveau n'offre de particulier qu'une plus grande quantité de sérosité entre ses membranes et dans les ventricules.

Les enveloppes de la moelle épinière sont légèrement rosées, elles contiennent de la sérosité; la substance rachidienne paraît saine.

Cavité thorachique. Absence de liquide dans le péricarde, le cœur montre sur sa face antérieure quelques plaques blanches : les ventricules et les vaisseaux qui en partent sont gorgés d'un sang noir, épais, ressemblant parfaitement à de la gelée de groseille, les plèvres sont sèches, les poumons sont pâteux; ils conservent l'empreinte des doigts et sont engoués d'une grande quantité de sang; les bronches sont remplies de mucosités purulentes.

Cavité abdominale. Péritoine sec et poisseux, légèrement rosé; l'estomac contient peu de liquide, mais il est tapissé de mucosités épaisses qui adhèrent à sa surface et au-dessous desquelles la muqueuse paraît saine. Des matières bilieuses sont contenues dans les intestins, qui présentent des arborisations bien dessinées vers la fin de l'intestin grêle et quelques plaques sablées de points rouges, ainsi que des rétrécissemens partiels aux gros intestins. Les follicules muqueux sont également plus développés qu'à l'ordinaire.

La vessie contient environ une once de liquide blanchâtre.

La rate a son volume ordinaire, mais son parenchyme est plus friable.

Les reins sont sains, et le foie, sain aussi, est gorgé de sang.

Système ganglionnaire. Le ganglion sémilunaire et le plexus rénal du côté gauche sont plus rouges et plus denses que ceux du côté opposé. Des ecchymoses assez prononcées sont offertes par les ganglions lombaires. Quelques branches du plexus hépatique sont ramollies et de couleur noire.

Système lymphatique. Le canal thorachique est aplati sur lui-même et ne contient pas de lymphe.

SIXIÈME OBSERVATION.

A. P., âgé de 45 ans, entré à l'Hôtel-Dieu le 1er mars, à 10 heures du matin, se plaint de déchiremens à l'estomac et aux entrailles et de crampes atroces aux extrémités inférieures et supérieures : ses yeux sont caves, sa face est fortement grippée, sa voix ressemble au miaulement du chat; la cyanose est générale, la respiration est bronchique, tout le corps est glacé, le pouls est nul, les battemens du cœur sont à peine perceptibles à l'aide du sthétoscope.

Le malade est placé sans retard au bain d'étuve; mais la suffocation devient imminente et oblige de le retirer au bout de quelques minutes.— *Potion opiacée, frictions avec de l'eau moutardée, synapismes aux jambes et aux bras.* Il ne survient pas de réaction; tous les symptômes s'aggravent, et A. P. meurt après une agonie de quelques heures.

AUTOPSIE 20 HEURES APRÈS LA MORT.

Habitude extérieure. Raideur générale, membres contractés, orteils fortement fléchis; les muscles des extrémités font saillie sous la peau; la cyanose a disparu, il n'en reste des marques qu'à la face et aux mains.

L'embonpoint est le même que celui d'un malade frappé d'apoplexie.

Tête. Sérosité dans les ventricules et entre les membranes, en quantité plus considérable qu'à l'ordinaire; pas d'autre lésion.

Rachis. Un peu de sérosité : membranes et substance grise plus injectées que dans l'état habituel.

Thorax. Absence de sérosité dans le péricarde; le cœur a son volume accoutumé et présente quelques plaques blanches sur sa surface antérieure. Cavités gorgées de sang, le ventricule gauche contient quelques caillots de fibrine, plèvres sèches, poumons crépitans et pâteux, gorgés de sang non oxigéné.

Abdomen. Péritoine humide et poisseux; absence de sérosité; face péritonéale des intestins rosée et présentant des arborisations capillaires très-prononcées, estomac distendu par une grande quantité d'un liquide blanchâtre, floconneux ; muqueuse saine. Intestin grêle rempli d'un liquide de même nature, mais d'une couleur plus foncée, quelques points ecchymosés disséminés à la surface du jéjunum ; matières noirâtres contenues dans les gros intestins ; glandes de *Peyer* peu développées ; membrane muqueuse saine.

Rate petite et très-friable. Reins gorgés de sang noir, substances tubuleuse et corticale striées de points rouges.

Vessie contractée et vide d'urine.

Système ganglionnaire. Le grand sympathique du côté gauche, suivi à travers le diaphragme, présente une légère injection dans les capillaires qui l'environnent à ce point de passage. Le sémilunaire du même côté offre une rougeur qui contraste avec l'aspect blanchâtre de celui du côté opposé. Son parenchyme est également plus rouge et partage l'injection de la surface extérieure. Les filets qui en partent sont blanchâtres.

Les ganglions du côté droit sont sains ; des filets du plexus solaire, qui se rendent au foie, sont ramollis, imprégnés de bile et offrent une couleur jaune rhubarbe à leur passage derrière les canaux excréteurs. Les vaisseaux capillaires, qui entourent le plexus œsophagien, sont injectés.

Le canal thorachique, examiné au point correspondant au plexus œsophagien, présente une dilatation d'un demi-pouce d'étendue et contient du liquide chyliforme.

Tout le système circulatoire est gorgé d'un sang noir et épais, d'un goût acre et mordicant.

SEPTIÈME OBSERVATION.

BASSO, *Jacques*, d'une constitution apoplectique, âgé de 70 ans, entre à l'Hôtel-Dieu le 3 mars 1835, après deux jours d'invasion du choléra. La maladie était alors à sa deuxième période; mais la réaction avait été incomplète. Les extrémités étaient encore froides, la langue sèche et au-dessous de la chaleur naturelle, la respiration faible et profonde, le pouls filiforme, etc.

On le réchauffe à l'aide de couvertures de laine, de cruchons remplis d'eau chaude, et de frictions aux membres et le long de la colonne vertébrale, et on applique l'emplâtre névro-pathique de *Ranque* sur l'abdomen.

Il s'opère une bonne réaction avec amendement de tous les symptômes.

Le 4, congestion cérébrale, qui fait craindre une attaque d'apoplexie, combattue avec succès par les sangsues à l'anus, et les ventouses scarifiées à la nuque et derrière les épaules.

A dater du 6, tous les symptômes cholériques avaient cessé et la convalescence paraissait bien établie, lorsque le 12, à 11 heures du matin, B.. fut pris d'un froid général, suivi de chaleur et de sueur avec déviation de la bouche à gauche, délire, chaleur brûlante à la tête, paralysie et insensibilité des membres.

A la visite de 3 heures, tous les symptômes sont aggravés, pouls nul, œil vitré, le malade *fume la pipe* et semble sur le point d'expirer.

M. *Sue* diagnostique une fièvre intermittente pernicieuse avec hémorrhagie cérébrale, et prescrit le sulfate de quinine à haute dose en potion et en lavement.

Le 14, l'accès ne reparaît pas et le malade paraît être dans un état tout-à-fait satisfesant. — *Deux bouillons de poulet.*

Le 15, le mieux se soutient. — *Le sulfate de quinine est discontinué.*

Le 16, des symptômes généraux d'une affection vague de l'abdomen se déclarent, et B.. meurt le lendemain.

AUTOPSIE 24 HEURES APRÈS LA MORT.

Habitude extérieure. Pas de raideur dans les membres : embonpoint diminué.

Crane. En ouvrant la dure-mère il en sort une grande quantité de liquide séro-sanguinolent. Les ventricules contiennent de la sérosité, l'arachnoïde est épaissie et offre de nombreuses adhérences : la substance cérébrale est fortement injectée, ainsi que la moelle épinière.

Thorax. Les viscères contenus dans la poitrine n'offrent rien de particulier.

Abdomen. Épanchement séro-sanguinolent dans le peritoine; abcès partiels dans les replis de cette membrane et surtout au-dessous du foie et autour des reins : matières jaunâtres contenues dans les intestins; membrane muqueuse pâle.

La vessie contient de l'urine. Tous les autres organes ne présentent plus aucune trace de choléra et n'offrent d'ailleurs rien de remarquable.

Ces observations, prises au hasard parmi le grand nombre de celles qui ont été recueillies à l'Hôtel-Dieu de Marseille, et qui toutes ont offert le même caractère, nous paraissent suffisantes pour démontrer que l'épidémie, dont nous venons d'être les témoins, a été de même nature que toutes celles qui se sont déclarées en Europe depuis 1830 et qui ont été décrites sous le nom de *Choléra Asiatique*, et pour faire apprécier en même temps l'opinion des médecins qui ont prétendu que la maladie qui vient d'affliger Marseille n'a été que le choléra qui s'y montre sporadiquement chaque année. Le désir de se singulariser pourrait seul faire soutenir aujourd'hui une assertion aussi dénuée de fondement.

DESCRIPTION GÉNÉRALE DU CHOLÉRA.

Définition. Malgré l'incertitude qui existe encore sur le siége et la nature de la maladie qui nous occupe, d'après les recherches auxquelles nous nous sommes livré, nous croyons qu'elle peut être définie : une affection sans analogue du système nerveux, avec refroidissement général et contracture des extrémités, vomissemens et déjections alvines d'une matière blanchâtre, *sui generis*, ralentissement de la circulation, altération de la voix et suppression ou diminution sensible de l'urine et des principales sécrétions (1). Cette simple

(1) Définir, c'est décrire brièvement, si, comme le pensent les logiciens, une définition n'est exacte qu'autant qu'elle convient à *toute la chose définie et à la seule chose définie.* Les définitions des maladies les plus connues, qui s'écartent de ce principe, sont toutes incomplètes, obscures ou insignifiantes. Définir, par exemple, la *pneumonie* une inflammation du poumon, n'est-ce pas tourner autour d'un cercle vicieux et dire une même chose en des termes différens, qui auraient besoin d'être définis eux-mêmes pour cesser d'être abstraits et donner une idée claire de la maladie? La définition d'une maladie, pour être le moins imparfaite possible, doit donc consister dans l'exposition de ses traits les plus saillans, dans l'énumération de ses symptômes essentiels, en être, en un mot, la description abrégée, le résumé caractéristique.

énumération de phénomènes fait sentir combien est fausse l'idée que donne de la maladie le mot Cholera (χολὴ, bile, ρέω, je coule), en fesant jouer aux voies biliaires un rôle auquel elles restent étrangères, et portant à croire que le mal consiste tout entier dans une évacuation de bile qui n'a pas lieu. La couleur et la saveur de la matière évacuée suffiraient seules au besoin pour montrer que la bile n'entre pour rien dans sa composition, si d'ailleurs l'analyse chimique n'avait mis cette vérité dans tout son jour. Aussi le besoin d'une dénomination nouvelle, qui donnât de la maladie une idée plus précise, a-t-il été généralement senti, et dans ces derniers temps quelques médecins ont-ils essayé de substituer au mot tout-à-fait impropre de *Choléra*, d'autres termes qu'ils ont cru mieux convenir, d'après l'idée qu'ils se sont faite du siége ou de la nature de l'affection. C'est ainsi que M. *Bailly*, partant de la supposition que les chylifères étaient primitivement affectés et qu'il y avait circulation rétrograde de la lymphe et du chyle, a proposé la dénomination de *Cholodrée Lymphatique*, et M. *Aublanc*, médecin de Nantes, celle assez peu significative d'*Hémorrhagie blanche*; que M. *Serres*, pensant avoir découvert dans les intestins une éruption semblable à la vésicule de la gale, a désigné le mal sous le nom de *Psorenterie*, tandis que MM. *Ducros*,

Giraud, *Martin* et *Roux* (1), ayant cru voir que cette prétendue éruption avait la plus parfaite analogie avec le grain de millet, ont préféré le dénommer *Miliaire intestinale*.

Ces diverses dénominations nous paraissent toutes plus ou moins défectueuses et pourraient être avantageusement remplacées par celle de *Névropathirée* (νεῦρον, nerf, πάθος, maladie, ῥέω, je coule), si, comme nous le verrons plus tard, le siége de la maladie peut être placé dans les principaux centres nerveux. Il est d'autant plus à désirer qu'on finisse par adopter un terme plus approprié au mal, que le mot seul de Choléra est un épouvantail pour les populations et qu'il jette dans les esprits un trouble et une consternation qui devraient suffire pour le faire rejeter, si les considérations scientifiques qui précèdent ne démontraient l'indispensable nécessité de le remplacer par une expression plus convenable.

SYMPTOMES, MARCHE ET DURÉE DU CHOLÉRA.

La plupart des auteurs reconnaissent au choléra trois et même quatre périodes distinctes : 1° la période d'incubation qu'ils nomment *Cholérine*;

(1) Relation Médicale de la Commission envoyée à Paris, par la Chambre de Commerce et par l'Intendance Sanitaire de Marseille, pour observer le Choléra-Morbus.

2° la période d'invasion ou *Choléra confirmé ;* 3° la période bleue, algide, asphyxique, et 4° la période de réaction.

Ces divisions, purement arbitraires, nous semblent avoir l'inconvénient de multiplier sans nécessité les phases de la maladie et de rendre son étude plus obscure, au lieu de la faciliter.

Les symptômes de la cholérine, loin d'être exclusifs et constans, sont communs à une foule de maladies et peuvent même ne pas se montrer. Ils décèlent un état particulier de l'économie, une prédisposition imminente à recevoir l'influence cholérique, et doivent être considérés, quand ils existent, plutôt comme le prodrome ou comme un diminutif du choléra, que comme une véritable période de la maladie. Ces symptômes en effet se dissipent le plus souvent d'une manière spontanée; fréquemment aussi les phénomènes de la seconde période se manifestent au début du mal et sans avoir été précédés par la cholérine qui, dans toutes les épidémies, a été pour beaucoup de personnes l'unique effet de l'agent cholérique.

Il en est de même des deuxième et troisième périodes : les symptômes qui sont propres à chacune d'elles ne diffèrent que par leur intensité et ne sauraient constituer deux états distincts : il n'est pas rare en effet de voir la maladie débuter par la période algide, tandis que fort souvent la période d'invasion est suivie de la réaction, sans avoir passé par la période bleue. Certes, pareille chose est loin d'avoir lieu dans les maladies à phases réelles et distinctes. Chez celles-ci les périodes ne sont jamais interverties dans leur marche et se succèdent dans un ordre constant. C'est ainsi, pour ne citer qu'un exemple, que dans la petite vérole on ne voit jamais l'éruption être précédée de la suppuration ou celle-ci paraître après la dessication.

Nous n'admettrons donc dans le choléra que deux périodes, parce que cette maladie ne présente réellement dans sa marche que deux phases bien dessinées : 1° la période d'invasion ou de concentration; 2° la période de réaction.

Première Période. Nous avons déjà fait pressentir que les symptômes de la première période offrent des différences notables, des nuances diverses d'intensité. Pour mettre quelque méthode dans leur exposition, nous les décrirons, suivant leur degré de gravité, quoique la maladie soit loin de suivre une marche régulière, et qu'elle montre au contraire une diversité remarquable et la plus grande irrégularité dans l'apparition de ses phénomènes constitutifs.

Le plus souvent le choléra est annoncé par quelques signes précurseurs qui ne diffèrent en rien de ceux observés dans la plupart des autres maladies. Ainsi la personne qui doit en être atteinte éprouve depuis quelques jours un malaise général, de l'inappétence, de légers fourmillemens; d'autrefois elle est fatiguée par des nausées, des borborygmes, des coliques sourdes, etc.

Le symptôme avant-coureur, le plus fréquent et le plus facile à apprécier, a été, dans notre épidémie, une diarrhée jaunâtre, verdâtre ou noire, qui durait pendant 3 à 4 jours.

Mais souvent aussi l'invasion s'est déclarée d'une manière subite, par un grand froid ou par une syncope, qui coïncidait avec des vomissemens et des déjections alvines répétées. D'abord formées par les alimens et autres matières contenues dans l'estomac et dans les intestins, ces évacuations devenaient bientôt liquides, blanchâtres, floconneuses et assez semblables à du petit lait mal clarifié ou à une décoction de riz. Celles fournies par les selles étaient en général plus chargées de brins floconneux, et doivent être considérées comme le type du fluide cholérique, parce qu'elles ne sont pas altérées par le mélange d'autres liquides, comme cela arrive pour les matières rejetées par le vomissement, lesquelles sont souvent dénaturées par les boissons dont les malades font usage. Le liquide cholérique, toujours inodore et d'une saveur âcre, nous a offert souvent l'apparence d'une sérosité puriforme et, dans quelques cas, une couleur rose ou noirâtre plus ou moins marquée.

Bientôt survenaient des crampes plus ou moins violentes, portées, dans quelques cas, jusqu'à la rupture des muscles (1). Ces crampes étaient plus fréquentes aux extrémités inférieures, quoiqu'il ne fût pas rare de les observer aux bras et aux avant-bras.

Les malades éprouvaient généralement une anxiété précordiale inexprimable une chaleur brûlante à l'estomac et aux entrailles, et une soif ardente qui leur fesait désirer de la glace et des boissons froides. Leur physionomie exprimait souvent une vive souffrance, et d'autres fois la plus complète insensibilité. En général, dans ce premier degré du mal, les paupières étaient rougeâtres et les yeux à demi fermés et cernés; la face décomposée; la langue plate, humide et visqueuse; le pouls petit, lent et concentré; et la chaleur de la peau sensiblement diminuée. Le nez, les pieds et les mains offraient surtout une tendance prononcée au refroidissement; les larmes et la transpiration étaient supprimées; les urines considérablement diminuées, quand elles n'étaient pas tout-à-fait suspendues; et les forces affaiblies et même anéanties. Le cerveau était généralement libre, et les malades répondaient à propos à toutes les questions qui leur étaient adressées.

Cet état, que nous avons rarement observé à

(1) M. *Coudouniez*, interne distingué à l'Hôtel-Dieu de Marseille, en disséquant les cadavres de plusieurs cholériques, a rencontré des ruptures du muscle triceps crural, du crural antérieur et du triceps brachial.

l'Hôtel-Dieu et qui a été très-commun en ville, était quelquefois suivi de la réaction sans présenter d'autres phénomènes remarquables; mais souvent il était précédé ou remplacé par d'autres symptômes plus graves qui se déclaraient d'une manière prompte. Dans ces cas la face devient violette, plombée ou livide; les yeux s'enfoncent dans les orbites; les joues se creusent; la physionomie offre une altération profonde, qu'on ne rencontre dans aucune autre maladie et qui lui a valu la triste dénomination de *Facies Cholérique* (1). La conjonctive est parsemée de taches livides, plus fréquemment situées vers l'angle interne de l'œil; la langue est glacée, violacée à son pourtour; l'haleine et le nez sont froids; la voix est profondément altérée et quelquefois tout-à-fait éteinte. Tout le corps est froid; la peau est sèche, sans élasticité : elle donne au toucher une sensation semblable à celle que produit la pression d'un corps pâteux, et conserve les plis qu'on y fait en la pinçant. Le ventre est mollasse et mobile sous les doigts; la respiration est nulle, l'air entre et sort de la poitrine sans avoir subi la moindre altération; le pouls est insensible, et de faibles battemens de cœur sont à peine distingués, à l'aide du sthétoscope.

(1) Cet état particulier de la physionomie fait croire alors à un amaigrissement considérable qui est plus apparent que réel. La face seule en effet est tirée, amaigrie par la contraction de ses muscles, tandis que les autres parties du corps conservent leur forme et leur embonpoint habituels.

Il y a souvent alors du hoquet et des crampes violentes, et presque toujours suppression de l'urine, de la sueur et de la plupart des sécrétions. Toutes les fonctions importantes paraissent, en un mot, avoir éprouvé une lésion profonde : celles du cerveau seules conservent leur intégrité au milieu de ces immenses désordres. Elles n'ont souffert qu'un affaiblissement qui rend le plus souvent les malades apathiques et indifférens sur leur propre situation.

Lorsque le cholérique n'est pas agité par un léger délire ou par le besoin de respirer, qu'il ne cherche pas à sortir de son lit ou à se soustraire à un sentiment d'oppression qui lui arrache des plaintes déchirantes, il conserve un décubitus qui nous a frappé. Il reste immobile et couché sur un des côtés du corps : les jambes, fortement écartées, sont fléchies sur les cuisses et celles-ci sur le bassin ; la tête est également penchée sur le cou, et le tronc courbé en avant de manière que tout le corps semble ramassé vers l'épigastre. La figure a l'apparence d'un calme stupide, et le malade, ainsi accroupi, semble reposer tranquillement ou, pour mieux dire, être déjà privé de vie.

Tels sont les deux degrés, bien tranchés, que présente la maladie dans sa première période. Mais il s'en faut que dans tous les cas on observe l'ensemble et la succession des phénomènes que nous venons de décrire. La cyanose manque souvent dans des cas très-graves d'ailleurs ; d'autres fois la sécrétion urinaire et la chaleur ne sont que diminuées, quoiqu'il y ait coloration bleue très-marquée; chez les uns le pouls ne cesse jamais de se faire sentir; d'autres n'éprouvent point de crampes; il est même des malades chez lesquels il ne survient ni vomissemens ni selles cholériques.

Dans quelques cas toute la maladie, remarquable par sa bénignité, consiste dans quelques évacuations, par haut et par bas, d'un liquide blanchâtre, avec inappétence, langueur générale et un peu de lenteur dans le pouls. Dans d'autres cas, au contraire, elle acquiert rapidement une intensité désespérante; au point qu'on croirait à l'existence de deux maladies différentes.

Les symptômes en un mot affectent la plus grande irrégularité et offrent des combinaisons infinies qu'il serait inutile et fastidieux de rapporter dans tous leurs détails. Voici la réunion des symptômes qu'ont généralement présentés les cholériques reçus à l'Hôtel-Dieu : froid général, vomissemens et selles blanchâtres, cyanose partielle plus ou moins prononcée, altération des traits de la face, langue et haleine froides, affaiblissement de la voix, crampes et suppression de l'urine, de la transpiration et des principales sécrétions.

Deuxième Période. Lorsque la mort ne survenait pas dans la période algide, la réaction avait lieu à une époque plus ou moins éloignée de l'invasion, mais rarement après 48 heures, suivant la gravité des cas. Elle s'annonçait par le retour de la chaleur et du pouls, et s'est montrée modérée, trop forte ou trop faible.

La réaction modérée, la plus désirable, est malheureusement la plus rare et succède ordinairement au premier degré de la maladie. Dans ce cas le pouls reprend graduellement sa force et sa fréquence habituelles, les crampes cessent, la face perd son altération, les sécrétions se rétablissent, la peau revient à sa température ordinaire et se couvre d'une sueur douce qui annonce la cessation de tout danger.

La réaction qui succède à l'état algide, a toujours été (chez les malades de l'Hôtel-Dieu) incomplète ou trop forte, et dans les deux cas suivie de la congestion des organes de la tête ou de la poitrine, rarement de ceux de l'abdomen, et plus rarement encore de sueur abondante ou même de moiteur à la peau.

La réaction s'est montrée active chez quelques sujets forts et vigoureux : la peau était chez eux brûlante; le pouls plein, dur et plutôt lent que fréquent dans les premiers momens; la face vultueuse; les conjonctives injectées; les pupilles dilatées ou resserrées, indistinctement, avec délire ou assoupissement. L'hémorrhagie nasale n'a pas été rare en pareil cas, et a été généralement annoncée par le pouls dicrote des anciens.

On confond souvent avec la congestion cérébrale

un état d'engouement, dû à la stase du sang dans les veines de l'encéphale, dont nous parlerons plus bas.

Lorsque la congestion avait lieu vers la poitrine, on observait tous les signes propres à ce genre de lésion; et dans les cas rares où la gastro-entérite succédait à la réaction, les malades se plaignaient d'une douleur à l'épigastre et à l'abdomen; la langue était rouge à son pourtour; les selles liquides, verdâtres ou jaunes; le ventre ballonné; on remarquait en un mot les caractères distinctifs de cette affection, à laquelle quelques auteurs font jouer à tort un si grand rôle dans le choléra.

Dans les cas plus fréquens où la réaction était trop faible, la peau continuait à être froide; la langue ne reprenait qu'avec peine sa chaleur naturelle; la circulation ne se rétablissait qu'incomplètement; le pouls restait faible, petit et lent; la respiration était obscure, et le cerveau continuait à être dans cet état d'engorgement passif, dépendant de la gêne de la circulation, que quelques auteurs, avons-nous dit, ont confondu avec une véritable congestion cérébrale. Il arrive dans ce cas ce qu'on observe souvent dans les affections du cœur: le cerveau s'engorge mécaniquement, d'où résulte quelquefois une hémorrhagie cérébrale, qui n'a rien d'inflammatoire et qu'explique facilement l'obstacle que la lésion organique du cœur et des gros vaisseaux oppose à la circulation.

En général les crampes et les vomissemens ont rarement continué avec la période de réaction ; mais les selles, quoique moins fréquentes, ont conservé la nature cholérique pendant quelques jours, et la sécrétion de l'urine ne s'est presque jamais rétablie avant le troisième jour.

Nous avons vu assez souvent la réaction incomplète, ou trop active, être suivie de symptômes typhoïdes ; plus fréquemment nous avons observé une éruption urticaire, qui a toujours été de bon augure. Chez un de nos cholériques cette éruption a coïncidé avec le typhus et une parotide dont nous avons favorisé la suppuration à l'aide de la potasse caustique : le malade a guéri. Chez un enfant de 12 ans, la réaction a été suivie d'une méningite violente, après laquelle est apparue une éruption rubéiforme qui a parcouru régulièrement ses périodes et s'est terminée par la guérison.

EXAMEN DE QUELQUES PHÉNOMÈNES PARTICULIERS DU CHOLÉRA.

Après cette description du choléra, à peu de chose près conforme à celle plus détaillée qu'en ont donnée la plupart des auteurs, il ne sera peut-être pas sans intérêt de se livrer à l'étude de quelques-uns de ses principaux phénomènes qui nous paraissent avoir été mal interprétés par les observateurs.

L'abondance et la nature de la matière rejetée par les selles et les vomissemens ont d'abord frappé l'attention. On a cru trouver l'explication de ce phénomène singulier dans une augmentation ou dans une altération de la sécrétion fournie par les follicules de la membrane muqueuse gastro-intestinale. Cette assertion est évidemment erronée. Comme toutes les autres sécrétions, celle de la muqueuse gastro-intestinale est totalement suspendue dans le choléra (1). L'absence de mucosité dans les matières rejetées en est une preuve convaincante. L'altération de la sécrétion est aussi une supposition tout-à-fait gratuite. Le liquide cholérique n'est pas dénaturé; c'est un mélange de produits divers qu'on trouve contenus dans d'autres humeurs de l'économie, et qui n'a subi aucun changement notable en traversant le canal intestinal qui lui sert simplement de voie d'élimination.

(1) La suppression des sécrétions est démontrée sur le vivant par la suppression des larmes, de la sueur, de l'urine, de l'expectoration, etc.; et, après la mort, par les résultats cadavériques suivans: les reins et la vessie sont vides d'urine; les membranes séreuses sont sèches et privées de sérosité; les membranes muqueuses qui tapissent les organes contenus dans la poitrine, dans le ventre et les organes génito-urinaires sont également remarquables par l'absence de mucosité chez les sujets morts avant la période de réaction: la vésicule du fiel contient à la vérité une certaine quantité de bile; mais l'état de consistance qu'elle offre porte à croire qu'elle y a été déposée avant le choléra: il en est de même du sperme qui est considérablement épaissi, lorsqu'il en existe dans les vésicules séminales.

Les auteurs qui ont avancé que les matériaux de cette évacuation étonnante sont extraits du sang et fournis par les vaisseaux mésentériques, se seraient plus rapprochés de la vérité, si l'affaiblissement de la circulation dans les gros troncs artériels, en démontrant l'impossibilité d'un pareil travail, ne repoussait une semblable hypothèse.

Nous pensons que la matière cholérique résulte de la réunion d'une partie de la sérosité du sang et de quelques-uns de ses autres principes; de la sérosité de la lymphe; des parties les plus fluides de la bile, de la graisse et de tous les liquides sécrétés ou déposés accidentellement dans nos organes, lesquels sont entraînés vers le canal alimentaire par une force que nous chercherons à apprécier plus tard, et expulsés au dehors par les contractions spasmodiques de cet organe.

D'un côté, nous trouvons, en effet, que le sang des cholériques est dépouillé d'une partie de sa sérosité et des sels qui entrent dans sa composition; la lymphe a également perdu sa sérosité, lorsque les vaisseaux chylifères ne sont pas tout-à-fait vides; la bile, contenue encore dans la vésicule du fiel, a cessé d'être fluide et offre une couleur noirâtre, une consistance sirupeuse qui prouve que ses principes les plus fluides lui ont été enlevés. Il en est de même de la graisse qui est réduite à un état d'épaississement remarquable; du sperme qui ne contient plus que ses principes les plus consistans, etc.

D'un autre côté, l'analyse chimique démontre que le sang des cholériques contient une moins grande quantité de sérosité, d'albumine et des sels qui concourent à sa formation; perte de matériaux dont elle fait découvrir la présence dans le liquide cholérique. On arriverait probablement au même résultat si l'on entreprenait l'analyse de la lymphe, de la graisse, de la bile, etc., dont la privation de sérosité est d'ailleurs suffisamment attestée par la consistance acquise par chacune de ces humeurs.

Deux faits remarquables viennent à l'appui de notre manière de voir.

L'un nous a été communiqué par M. le docteur *Trabuc*. Ce praticien distingué fut appelé le 15 mars pour donner ses soins à une domestique qui, dans la nuit du 14 au 15, avait éprouvé un malaise général et des angoisses inexprimables à la région précordiale. Rendu près de la malade à 11 heures du matin, M. *Trabuc* la trouva dans l'état suivant : face décomposée, de couleur plombée, surtout vers les paupières et les lèvres qui sont d'un bleu violacé. Les yeux sont enfoncés dans les orbites; la langue est pâle, humide, large et froide; la peau est également au-dessous de la chaleur naturelle; le pouls est petit et à peine sensible; la voix est éteinte; la respiration paraît gênée; et la malade se plaint d'une chaleur brûlante et de déchiremens à l'estomac, des crampes aux jambes et d'un sifflement incommode aux oreilles.

L'abdomen est déprimé et très-douloureux; il y a des nausées fréquentes; mais *absence totale de selles et de vomissemens, et évacuation presque continuelle d'une urine floconneuse, blanchâtre,* dont la quantité a été évaluée dans les 24 heures au moins à 15 litres.

Le 16, tous les symptômes sont amendés : il ne reste qu'un état de faiblesse extrême.

Le sang fourni par la saignée de la veille ne contient pas une demi-cuillerée de sérosité.

Le 17, la malade demande des alimens, quitte le lit et rend par le bas plusieurs évacuations bilieuses et jaunâtres. Les urines, qui avaient coulé avec abondance et présenté le caractère cholérique jusqu'au 16 au soir, sont alors excrétées en quantité ordinaire et reprennent l'aspect naturel.

Évidemment ici cette abondante évacuation d'urine de nature cholérique n'a pas été fournie par les reins : ces organes n'ont été que la voie d'élimination, comme le tube digestif est le rendez-vous le plus ordinaire que choisit l'agent cholérique pour expulser les fluides séparés violemment de nos humeurs. La chose se passe tellement ainsi qu'il n'est pas rare de trouver dans la vessie des cholériques, morts avant d'avoir uriné, une petite quantité de liquide de même nature que celui fourni par les selles; comme si, dans tous les cas, la nature fesait des efforts pour chasser les liquides par ces deux voies d'élimination.

Ce fait présente un double intérêt : il prouve 1° que la matière cholérique n'est le produit ni d'une augmentation, ni d'une altération de sécrétion des follicules muqueux ; 2° que cette matière est entraînée hors de l'économie par une force particulière.

Le second fait nous a été fourni par un cholérique, traité à l'Hôtel-Dieu, qui était atteint, depuis plusieurs années, d'une ascite considérable. Dans quelques heures ce malheureux rendit par les selles de 25 à 30 litres de liquide ; le gonflement du ventre disparut entièrement, et à l'autopsie nous ne trouvâmes plus une seule goutte de sérosité dans le péritoine où existaient des traces non équivoques d'une péritonite chronique.

Ici encore ce n'est pas à l'absorption, qui est certes bien peu active, si elle n'est pas totalement suspendue dans le choléra, qu'on peut attribuer le transport et l'évacuation rapide de cette énorme quantité de sérosité, mais bien à la même force entraînante qui dirige les fluides vers le tube digestif.

L'épuisement subit des forces doit être attribué autant à l'innervation qu'à l'abondance excessive des évacuations qui se font par haut et par bas ; et l'amaigrissement, plus apparent que réel, qui survient instantanément, ainsi que l'altération rapide et profonde des traits de la face, tiennent uniquement aux contractions forcées des muscles et à l'affaissement du tissu cellulaire sous-cutané.

C'est encore par la prompte soustraction de la sérositédu sang, jointe à l'état d'innervation générale, qu'on peut se rendre raison de la coagulation de ce fluide; d'où résulte ralentissement de la circulation, défaut d'hématose, refroidissement, cyanose et *cadavérisation*, phénomènes que M. *Magendie* fait dépendre uniquement de la faiblesse des contractions du cœur.

La répétition plus ou moins fréquente des vomissemens et des selles a été attribuée, par l'école physiologique, à l'irritation que la matière cholérique détermine par sa présence sur la membrane muqueuse gastro-intestinale. Les considérations qui précèdent doivent faire chercher ailleurs l'explication de ce phénomène. Nous la trouvons dans les contractions spasmodiques du canal alimentaire, seules ou combinées avec celles des muscles de l'abdomen, véritables crampes de cet organe creux, dépendant d'une cause analogue à celle qui produit les crampes, quelquefois si violentes, des membres. L'agent cholérique agit ici, mais d'une manière plus active, comme la volonté dans l'acte de la défécation.

Ce spasme violent du tube digestif rend parfaitement compte de la douleur déchirante que les malades rapportent à l'estomac et aux entrailles et de la soif ardente qui les tourmente si cruellement. Les rétrécissemens et les dilatations partiels de l'intestin, coïncidant avec l'intégrité de ses trois membranes, sous le rapport de leurs propriétés physiques, ne sont pas sans valeur pour l'opinion que nous émettons.

C'est encore aux crampes des muscles qui concourent à la respiration, autant qu'à la souffrance des nerfs qui donnent la vie aux poumons, qu'il faut attribuer la mort qui arrive, dans quelques cas, par une asphyxie subite, ainsi que ce sentiment de constriction douloureuse que quelques malades rapportent à la base de la poitrine.

Nous examinerons plus tard si la cause de toutes ces crampes peut être placée ailleurs que dans les centres nerveux.

DIAGNOSTIC DU CHOLÉRA.

Le choléra épidémique a une physionomie qui lui est propre et qui en rendra toujours le diagnostic facile et sûr pour le médecin qui aura eu l'occasion de l'observer une fois.

L'ensemble des phénomènes que nous avons passés en revue à la symptomatologie n'est pas nécessaire pour le faire reconnaître. Malgré l'absence de quelques-uns d'entre eux, l'altération profonde des traits de la face, le timbre particulier de la voix et les vomissemens ou déjections alvines séro-albumineuses, quand ils s'offriront réunis, autoriseront toujours à assurer qu'il existe choléra.

Quelque rapprochement qu'on ait voulu établir entre certains cas graves de choléra sporadique avec le choléra épidémique, l'examen des matières fournies par les vomissemens et les selles empêchera toujours de prendre l'une de ces affections pour l'autre. Quant aux autres maladies, avec lesquelles le Choléra Asiatique a quelque rapport, et dont les principales sont la colique de plomb, l'Ilens nerveux ou *miséréré*, l'invagination de l'intestin et certains empoisonnemens, il suffira de la plus légère attention pour éviter de confondre des affections si disparates et de tomber dans une erreur grossière de diagnostic.

PRONOSTIC DU CHOLÉRA.

Comme dans toutes les maladies graves, le médecine saurait mettre trop de circonspection dans le jugement qu'il est appelé à porter sur l'issue du choléra. On voit en effet assez souvent des malades guérir malgré l'existence des signes les plus funestes, tandis que d'autres périssent assez rapidement, quoique ne présentant aucun des symptômes réputés les plus fâcheux.

Quoi qu'il en soit, lorsqu'il n'arrive pas à l'état algide, le choléra doit être considéré comme une maladie peu grave dont la terminaison est presque toujours heureuse.

Le pronostic est moins rassurant lorsqu'il existe

période algide : dans ce cas les signes les plus défavorables sont : la première enfance (au-dessous de 5 ans) et la vieillesse (au-dessus de 70 ans), l'apparition brusque de la plupart des symptômes qui caractérisent la période bleue ; la violence et la persistance des crampes, jointes au dessèchement de la cornée et à l'ecchymose de la sclérotique; le délire qui survient avant la réaction, l'état typhoïde qui succède à une réaction incomplète, et l'abattement moral (1).

Les constitutions affaiblies et la coexistence d'une maladie chronique n'ajoutent pas autant au danger, comme on s'est généralement plu à l'avancer. Nous avons vu guérir des phthisiques et des individus usés par la misère et par des maladies antérieures, quoique atteints de choléra graves.

Les rechutes ont également été notées par les auteurs comme funestes. Les deux seules que nous ayons eu occasion d'observer, l'une chez un enfant de 12 ans (à l'hôpital), l'autre chez un individu de 45 ans (en ville), ont été suivies de guérison.

L'observation nous a également démontré que le dessèchement de la cornée et l'ecchymose de la sclérotique, signalés comme essentiellement mortels, ne sont pas toujours suivis de ce fâcheux résultat.

(1) Les Génois cholériques, reçus en assez grand nombre à l'Hôtel-Dieu, remarquables par leur pusillanimité et leur peu d'énergie morale, ont presque tous succombé.

La cessation des crampes, le rétablissement des urines et de la circulation, le retour de la voix à son timbre naturel, et surtout le rétablissement de la transpiration, sont les signes les plus favorables.

Lorsqu'ils se présentent tous réunis on peut annoncer une prompte guérison.

TRAITEMENT DU CHOLÉRA.

La partie la plus essentielle de l'histoire d'une maladie étant sans contredit son traitement, il semblerait indispensable d'examiner avec soin les diverses méthodes curatives du choléra. Mais quelque utile que pùt être un pareil travail, nous ne devons pas oublier qu'il nous ferait dépasser les bornes qui nous sont prescrites, et que nous avons principalement entrepris ce mémoire pour faire connaître le traitement que nous avons suivi à l'Hôtel-Dieu de Marseille. Nous nous renfermerons donc dans le cercle que nous nous sommes tracé, en accompagnant l'exposition fidèle de notre thérapeutique d'un tableau où seront signalés sans réserve et les succès et les revers, afin de mettre dans tout son jour l'influence bonne ou mauvaise qu'elle a pu avoir sur les résultats de la maladie. Il est sans doute à regretter que chaque médecin d'hôpital n'ait pas suivi cette marche : la valeur de chaque méthode curative reposerait alors sur une base sûre, sur des faits incontestables, et l'efficacité ou l'insuffisance de chaque traitement pourrait être facilement appréciée.

Le traitement du choléra, comme celui de toutes les autres maladies, se divise en préservatif et en curatif.

TRAITEMENT PROPHYLACTIQUE OU PRÉSERVATIF.

Il n'entre pas dans notre sujet d'examiner ici la question administrative des quarantaines et des lazarets. Qu'il nous suffise de rappeler que leur inutilité, comme préservatif du choléra, repose sur des faits si multipliés et tellement authentiques, que, dans l'intérêt du commerce et des populations, on doit être surpris que les gouvernemens n'aient pas songé encore à renoncer à des mesures ruineuses de précaution dont l'expérience a démontré toute l'insuffisance.

Nous n'avons à nous occuper que du traitement prophylactique individuel, des moyens auxquels on peut recourir, en temps d'épidémie, pour se mettre à l'abri de ses atteintes, ou diminuer les chances de son invasion.

Jusqu'à présent il n'existe d'autre préservatif de cette maladie que dans la stricte observation des lois hygiéniques. Amulettes, scapulaires camphrés et toute la kyrielle de substances odoriférantes, préconisées par le charlatanisme, peuvent bien calmer l'imagination des personnes timorées qui y recourent; mais à côté de cet avantage incertain, ces moyens offrent l'inconvénient d'agacer continuellement le système nerveux et de prédisposer ainsi à contracter la maladie.

Le chlore, tant prôné, ne possède pas plus de propriété anti-cholérique que les autres agens médicinaux : il n'est utile que pour désinfecter les latrines, les piles où séjournent des eaux sales, les hôpitaux, les casernes et tous les lieux où des masses d'individus sont obligés de vivre réunis. Encore convient-il d'user de quelque précaution dans l'emploi de cette substance comme désinfectant. Nous avons vu l'abus qui en a été fait par quelques personnes qui le répandaient avec profusion dans les appartemens, et principalement dans leurs chambres à coucher, donner lieu à des toux opiniâtres, à des douleurs de tête assez vives et produire plusieurs autres accidens.

Une sage diététique, ou si l'on veut, l'éloignement des causes prédisposantes et occasionelles, constituera donc à lui seul tout le traitement prophylactique.

Et d'abord l'impression du froid étant avec raison regardée comme la cause occasionelle la plus puissante du choléra, on ne saurait se garantir avec trop de soin de l'humidité et de la fraîcheur des nuits, du passage brusque d'une température chaude à une température froide et de tout ce qui peut occasioner le refroidissement subit de corps.

Il convient également d'éviter les excès de tout genre, l'usage des alimens de mauvaise qualité, l'abus des boissons alcooliques, etc., et tout changement peu mesuré dans la manière de vivre. Les personnes habituées à un genre de vie frugal feront bien même de ne rien changer à leur régime. L'usage du thé, du punch et de toutes les boissons stimulantes est plus propre à favoriser qu'à prévenir l'invasion du choléra.

Quant au moral, éloigner les occasions de se mettre en colère, tâcher de conserver le calme de l'ame et de vivre sans crainte au milieu de l'épidémie, telles sont les conditions les plus favorables pour repousser son invasion ou rendre son atteinte moins grave (1).

Les conseils qui précèdent ne pourront guère servir qu'à l'homme riche à qui sa fortune permet de les mettre tous en pratique. Seulement il ne sera pas toujours en son pouvoir de maîtriser les passions de l'ame et de ne pas avoir peur. Mais s'il ne possède pas assez de force morale pour pouvoir vivre avec sécurité au sein de l'épidémie, il a la faculté de chercher dans la fuite le calme qui lui

(1) Nous avons déjà fait observer que les affections de l'ame agissent moins comme cause prédisposante ou occasionelle que comme cause aggravante du Choléra. Nous ajouterons ici que la peur du mal étant capable de troubler les digestions, d'agiter le sommeil et d'irriter continuellement le système nerveux, la fuite peut devenir, sous ce rapport, un utile préservatif pour les personnes pusillanimes.

manque et de faire ainsi cesser tout sentiment de terreur. Combien est loin de jouir de pareils avantages le pauvre ouvrier qui gagne à peine de quoi subvenir aux premiers besoins de la vie ! Si par ses habitudes et son organisation il est moins soumis à la peur du mal, par sa position sociale il se trouve forcément exposé à toutes les véritables causes qui provoquent le développement du choléra. L'émigration même des classes fortunées, en suspendant ses travaux habituels, rend encore plus imminente pour lui l'influence de l'épidémie.

Ce serait donc bien vainement qu'en temps d'épidémie on recommanderait aux malheureux de se nourrir de bons alimens, de se vêtir chaudement, d'habiter des quartiers salubres, de se loger dans des maisons commodes et bien aérées et de ne pas s'exposer aux intempéries atmosphériques. Il n'est pas en leur pouvoir d'écouter ces salutaires avis : on ne peut les prémunir que contre le danger des excès qu'ils pourront éviter, s'ils le veulent, et les engager fortement à réclamer l'assistance des gens de l'art, dès les premières atteintes du mal. Car c'est surtout en attaquant ses premiers symptômes avec promptitude et activité, qu'on se rend facilement maître du choléra. Malheureusement l'éducation du pauvre ne lui permettra guère de profiter de la sagesse d'un pareil avertissement, et la voix de la raison sera toujours impuissante pour le préserver du danger. La bienfaisance publique est donc appelée à faire autant que la médecine pour atténuer les ravages des maladies épidémiques, en facilitant, dans ces temps calamiteux, l'existence des classes malheureuses.

Nous avons déjà dit que dans les circonstances que nous venons de traverser, l'administration, aidée du concours de tous les citoyens, n'a rien négligé pour s'opposer à la propagation du choléra, et que c'est autant aux sages mesures d'hygiène publique qui ont été prises, qu'à l'intelligence et à l'activité avec lesquelles les secours de la science ont été prodigués à domicile, qu'il faut attribuer le peu d'intensité de notre épidémie. Marseille a fait tout ce qu'il était humainement permis de faire pour soulager toutes les infortunes, et si, malgré tant d'efforts et de sacrifices réunis, le mal a sévi principalement dans les quartiers les plus populeux, c'est qu'il n'a pas été en son pouvoir de changer la nature des lieux, et de faire disparaître toutes les causes prédisposantes en remédiant à toutes les conséquences de la misère.

Cette triste préférence que le choléra, comme toutes les maladies épidémiques, montre pour les classes indigentes, agglomérées dans les quartiers les plus insalubres, tient donc aux fâcheuses prédispositions, inséparables de la misère, qui les expose sans défense à toute l'activité de sa cause occasionelle. C'est ce qui a fait dire aux auteurs du rapport remarquable sur la marche et les effets du choléra-morbus dans Paris, qu'il existe une certaine espèce de population, comme une certaine nature de lieux, qui favorisent le développement de ce mal cruel, le rendent plus intense et ses effets plus meurtriers.

Il est donc du devoir d'une administration prévoyante de s'occuper avec sollicitude, dans tous les temps, de l'assainissement des quartiers habités par la populace, comme de tout ce qui a rapport à son éducation morale. Tout en applaudissant aux vastes projets d'embellissement et d'utilité publique qui agitent depuis quelque temps les esprits, et quelque désir que nous ayons de les voir arriver à une prompte exécution, nous ne saurions nous dispenser d'émettre ici le vœu que la spéculation dirige ses vues vers l'antique Phocée, et que l'administration favorise de tout son pouvoir sa reconstruction pour la mettre en harmonie de salubrité avec la nouvelle ville. La compagnie qui entreprendrait d'y percer de nouvelles rues, d'y bâtir des maisons commodes et disposées de manière à prévenir l'entassement des individus et à favoriser la libre circulation de l'air, de transformer, en un mot, ses vieux et insalubres quartiers en une ville nouvelle, bâtie d'après les nouveaux principes d'hygiène publique, une pareille compagnie montrerait qu'elle comprend mieux ses intérêts qu'en cherchant à étendre Marseille jusqu'aux bords de Jarret, et le bien qui résulterait de cette utile entreprise pour la population ouvrière, mériterait à ses auteurs le titre, si souvent usurpé, de bienfaiteurs du peuple.

TRAITEMENT CURATIF.

Jusqu'ici on ne connaît pas plus de spécifique que de préservatif absolu du choléra. Le charlatanisme, qui spécule avec habileté sur l'ignorance et la crédulité publiques, a pu seul donner faveur à quelques agens spéciaux dont les propriétés curatives sont purement imaginaires. Une maladie qui imprime à l'organisation des troubles profonds et variés, ne saurait être combattue que par un traitement mûrement combiné. Si ce que nous dirons sur la cause probable du mal n'est pas dénué de fondement, le traitement le plus rationnel en apparence consisterait à rappeler l'électricité vers la surface cutanée et à la répartir également à tous les organes dont les fonctions se trouvent suspendues ou désordonnées. Mais est-il au pouvoir de l'art de disposer ainsi du fluide électrique et de le disperser convenablement dans l'économie pour faire cesser les désordres qu'elle éprouve dans le choléra? L'électricité a déjà été tentée sans succès par quelques médecins et principalement par M. le docteur *Andrieux*. Il est vrai que la manière dont ce savant a cherché à utiliser ce moyen ne pouvait avoir qu'un effet négatif, ainsi que le font judicieusement remarquer MM. les docteurs *Cauvière*, *Rey* et *Rousset* (1). Mais en l'employant suivant la méthode que ces médecins conseillent, arriverait-on à un résultat plus satisfaisant? L'expérience seule pourra décider cette question. En attendant nous croyons que c'est à combattre les effets produits que doit viser la thérapeutique du choléra, comme celle de la plu-

(1) MM. les docteurs *Cauvière*, *Rey* et *Rousset*, membres de la Commission Médicale envoyée à Paris par l'Administration municipale de Marseille, pour étudier le Choléra-Morbus, se rapprochent de notre manière de voir sur le siége et la cause de cette maladie. Dans leur rapport ils démontrent, par une argumentation puissante, présentée sous la forme de conjectures, que le siége du choléra doit être placé dans le système nerveux, et ils avancent que tous les phénomènes cholériques peuvent être rattachés à un grand courant du dehors au dedans qu'ils qualifient de *traduction en grand du phénomène de l'exosmose*, découvert par M. *Dutrochet*. D'après ce principe ils conseillent d'employer l'électricité de la manière suivante : les fils positifs de deux piles, d'après eux, devraient être introduits, à l'aide de deux sondes, dans l'estomac et le rectum, et les fils négatifs seraient mis en contact avec la peau des membres, par l'intermédiaire de plaques métalliques, tapissées de compresses qu'on imbiberait d'une dissolution saline ou acide, afin de disperser le fluide et de le faire agir sur une grande surface. Ils pensent que l'excitation que M. *Biett* produisit chez un cholérique arrivé à la période bleue, qu'il soumit à l'électricité en mettant en contact les deux poles d'une pile galvanique avec deux aiguilles, dont l'une, placée à la poitrine, pénétrait dans la direction du plexus cardiaque, et l'autre, placée à l'épigastre, devait atteindre le plexus solaire, ces médecins, disons-nous, croient que l'effet obtenu, quoique suivi d'un résultat malheureux, doit engager les observateurs à faire l'application de l'électricité au traitement des cholériques, d'après le procédé qu'ils recommandent.

part des maladies dont la cause est insaisissable. Le choléra en effet n'est pas du nombre des maladies dépendant d'une cause matérielle déposée dans nos organes et dont la soustraction doit faire cesser le mal. Il consiste, comme nous l'avons déjà fait entrevoir et comme nous le démontrerons plus tard, dans la tendance qu'ont les fluides à se séparer des solides, et dans l'altération des fonctions les plus importantes à la vie, déterminée par un défaut d'équilibre dans l'électricité, ou soit de la vitalité des appareils organiques sous la dépendance desquels les fonctions lésées se trouvent placées. Or de même que les désordres qui résultent d'une joie excessive, d'un accès violent de colère et de toute émotion vive, ne cessent point lorsque le calme de l'ame est rétabli; que les troubles fonctionnels, occasionés par l'insolation, par une chute sur la tête, etc., persistent malgré la cessation d'action de la cause qui les a produits, et qu'il faut chercher à les rétablir par des moyens autres que par la soustraction de la cause, qui n'existe plus; de même les phénomènes cholériques, comme tous ceux tenant à une cause supposée ou réelle qui n'est pas matérielle et retenue dans nos parties, nous semblent devoir être attaqués par des agens qui aient une action reconnue sur les organes et les fonctions en souffrance. La science thérapeutique consiste tout entière dans l'étude des indications; c'est à l'expérience à prononcer ensuite sur la valeur des moyens médicinaux mis en usage pour les remplir convenablement.

Dans le choléra algide, le plus grave et le seul que nous ayons eu à traiter à l'Hôtel-Dieu de Marseille, la première chose à faire nous a paru être de rétablir la calorification. Cette indication est urgente, et en la remplissant convenablement, on doit obtenir des résultats prompts et bien prononcés, s'il est vrai surtout, comme l'établit le docteur *Guibert*, que le fluide électrique s'écoule, quand le corps préalablement refroidi reprend la chaleur qu'il a accidentellement perdue. Pour y parvenir nous avons eu recours aux bains d'étuve humides portés de 40 à 45° R. (1)

La première impression qu'éprouve une personne saine, en entrant dans une étuve, où l'eau est vaporisée au-dessus de 36°, est pénible : elle consiste dans une sensation de surprise, une gêne de la respiration, qui cesse bientôt d'elle-même, ou à laquelle il est facile de mettre un terme en mouillant légèrement la figure du baigneur avec une éponge trempée dans l'eau fraîche. La peau s'échauffe ensuite promptement; les yeux deviennent

(1) Privé de ce moyen dans la pratique particulière, nous avons tâché de le remplacer en plaçant autour des malades des cruchons remplis d'eau bouillante et en les recouvrant avec des couvertures chaudes.

rouges, larmoyans; la face s'anime et se trouve bientôt couverte, ainsi que tout le reste du corps, d'une sueur abondante; le pouls augmente de force et de fréquence, et s'élève de 120 à 130 pulsations par minute; la respiration s'accélère; et on finit par éprouver une tendance au sommeil, occasionée probablement par l'afflux du sang vers le cerveau. Après un quart d'heure de séjour dans le bain, toutes les fonctions semblent s'exécuter avec plus de régularité; d'où résulte un bien-être indicible, un état de délicieuse quiétude qui engage à prolonger la durée du bain et à en faire usage dans des vues purement sensuelles.

Au sortir de l'étuve, on peut s'exposer impunément à l'impression de l'air atmosphérique, à la température duquel on est alors fort peu sensible, probablement par la puissance de réaction qui a eu lieu du centre vers la circonférence.

Les cholériques qui n'étaient pas prévenus contre ces bains et qui y entraient avec confiance, n'ont jamais éprouvé d'imminence de suffocation. Cet effet n'a été ressenti que par ceux qui étant imbus de l'idée qu'on voulait les étouffer par la vapeur, s'impatientaient, fesaient des efforts pour crier, s'abandonnaient à une crainte irréfléchie, et suspendaient ainsi les fonctions mécaniques des organes de la respiration, déjà troublée par l'agent cholérique ; et par les malades arrivés à un degré désespéré, c'est-à-dire à la période algide, depuis un ou plusieurs jours, avec congestion cérébrale et respiration tout-à-fait mécanique, etc ; ces derniers, on était obligé de les retirer promptement de l'étuve, pour ne pas les y voir périr véritablement asphyxiés.

Dans tous les autres cas, même très-graves, c'est-à-dire, lorsque la période bleue ne datait que de plusieurs heures, qu'il existât absence totale du pouls, ou seulement ralentissement de la circulation, cyanose, crampes, etc., les bains d'étuve nous ont paru avoir sur les bains d'eau chaude de 30 à 36 degrés, sur le sudatorium du docteur *D'Anvers*, et sur tous les autres moyens calorifères connus, des avantages bien marqués, en agissant en même temps et d'une manière uniforme sur la peau et sur toute l'étendue de la muqueuse pulmonaire, au moyen d'une vapeur chaude, graduée et proportionnée à l'âge, aux forces et à la constitution de chaque sujet.

Peu de temps après que le cholérique était dans l'étuve, où la vapeur était élevée graduellement depuis 30 jusqu'à 42 et 45° R., la chaleur reparaissait, le pouls se fesait sentir et tardait peu à se relever, la respiration paraissait être plus facile, et le malade semblait être revenu à la vie, tant l'amélioration était sensible. Mais, en général, au sortir du bain, cet état ne se soutenait pas long-temps ; le corps, couvert d'une sueur qui était une vapeur humide, déposée à la surface de la peau, plutôt que le résultat de l'exhalation cutanée, perdait par degrés la chaleur qu'il avait acquise; le pouls se ralentissait de nouveau; et pour ne pas perdre tout le fruit de cette médication, nous étions obligé de replonger le cholérique dans le bain, deux et même trois fois dans les 24 heures, à moins de contre-indication par une congestion cérébrale.

Le plus ordinairement la réaction opérée par ce genre de médication était insuffisante, et cessait bientôt pour faire place au retour des symptômes les plus fâcheux de la maladie, si l'on n'avait pas soin de la soutenir par d'autres moyens. L'application de l'emplâtre névropathique du docteur *Ranque* sur l'abdomen, après avoir pratiqué plusieurs mouchetures sur cette région, et même le long de la colonne vertébrale, dans les cas les plus graves, a été le moyen auquel nous avons recouru avec le plus de succès, pour entretenir l'effet salutaire du bain d'étuve (1).

Nous secondions encore la réaction par l'usage intérieur de petits glaçons ou de l'eau de Seltz, dont nous avons eu beaucoup plus à nous louer que des boissons chaudes, toniques et stimulantes, que paraissent d'ailleurs contre-indiquer la soif ardente

(1) 103 cholériques ont été soumis à l'usage des bains d'étuve :
47 hommes dont 20 guéris. 27 morts. (Service de M. *Sue.*)
32 femmes dont 9 guéris. 23 morts. (Service de M. *Dugas.*)
24 militaires dont 5 guéris. 19 morts. (Service de M. *Pinel.*)

et la chaleur brûlante que les malades rapportent à l'estomac et aux entrailles.

Les vomissemens cédaient plutôt à l'action des boissons froides, dont l'utilité a été incontestable à nos yeux, qu'au nitrate de bismuth seul ou associé avec l'extrait de belladone; ou à l'usage des préparations opiacées, auxquelles pourtant nous avons recouru avec quelque avantage pour les malades qui présentaient des symptômes nerveux intenses et opiniâtres.

Arrêter le plus promptement possible, ou modérer les selles cholériques dont l'abondance cause un épuisement rapide, nous a paru une indication également importante qu'on ne pouvait négliger de remplir promptement sans danger pour les malades.

Nous avons presque constamment satisfait à cette indication par l'emploi d'un lavement composé d'une demi-once à une once de sulfate de soude et d'un demi-gros à un gros de chlorure de sodium (1).

(1) Les bons effets que nous retirons depuis plusieurs années de l'emploi de ces lavemens dans les diarrhées séreuses, nous ont conduit à les employer par analogie contre les évacuations cholériques. Des recherches ultérieures nous ont appris que M. le docteur *Caillard* a eu recours avant nous à ce genre de médication dans le choléra. Le lavement dont ce médecin conseille l'emploi se compose de 19 parties de sulfate de soude et d'une partie de chlorure de sodium.

Ces lavemens étaient administrés toutes les 4, 6 ou 8 heures, et continués jusqu'à ce que les selles eussent perdu l'aspect qui les caractérise, pour devenir bilieuses, jaunes ou verdâtres.

Ils paraissent agir en réveillant la vitalité de la membrane muqueuse intestinale, momentanément suspendue. Nous avons vu en effet que dans le choléra les fonctions de cet organe, comme celles de la plupart des organes sécréteurs, se trouvent supprimées, et que le canal alimentaire est la principale voie d'élimination ouverte au passage du liquide cholérique, dont l'expulsion est facilitée par la contractiou convulsive de la musculeuse intestinale. C'est donc à faire cesser l'inaction des cryptes muqueux intestinaux, à les rétablir dans leur état normal et à distraïre ainsi l'excès d'électricité ou de vitalité porté accidentellement sur la membrane musculeuse, que doit tendre la médication. Sera-ce avec le laudanum et autres moyens stupéfians et astringens, généralement conseillés, qu'on obtiendra pareil résultat, ou bien à l'aide d'agens propres à provoquer les sécrétions intestinales? Le lavement composé, auquel nous avons eu recours, a répondu complètement à notre attente : les selles ont été toujours modifiées à la suite de leur emploi. Dans quelques cas deux à trois lavemens ont suffi pour les arrêter complètement, et rarement avons-nous eu besoin de les porter au-delà de huit pour obtenir ce résultat qu'aucune autre médication n'a jusqu'ici produit aussi sûrement.

Dans les cas de choléra moins intense, lorsque le froid du corps était peu marqué, qu'il y avait absence de cyanose, que le pouls n'était qu'affaibli et continuait à se faire sentir, que la maladie, en un mot, consistait uniquement dans des selles blanchâtres répétées, avec crampes modérées et autres phénomènes généraux (état que nous n'avons jamais observé à l'hôpital, mais assez souvent dans notre pratique particulière), un ou tout au plus deux lavemens et l'emploi de l'eau de Seltz ont toujours suffi pour en triompher.

Nous ne craindrons pas d'avancer, d'après notre expérience, que le choléra à ce degré est une des maladies les plus légères qui existent. La réaction s'opère par les seuls efforts de la nature, et les malades guérissent, quelle que soit la médication à laquelle on donne la préference. La saignée, en pareille circonstance, devient quelquefois nécessaire pour prévenir ou combattre les conséquences d'une trop forte réaction.

Outre les moyens que nous venons d'indiquer pour le traitement du choléra bleu, il était quelquefois utile de frictionner les membres et la colonne vertébrale avec un liniment composé de parties égales d'alcool camphré et de laudanum liquide de Sydenham, et de donner, à des intervalles plus ou moins rapprochés, une cuillerée à bouche d'une potion dans laquelle entraient : quatre onces d'eau de menthe, quatre grains d'extrait gommeux d'opium et une once de sirop d'éther.

Ces prépérations étaient spécialement dirigées contre les crampes dont elles ont toujours paru diminuer la violence : aussi n'y avions-nous recours que pendant la durée des phénomènes nerveux, et avions-nous soin de les suspendre immédiatement après leur diminution, pour ne pas favoriser les congestions à redouter.

Nous avons vu qu'avec la période algide coïncidait un état comateux, avec affaiblissement des facultés intellectuelles, que nous avons attribué à la stase du sang dans le cerveau et considéré comme une congestion cérébrale passive; et qu'il existait aussi très-fréquemment une gêne de la respiration, sans râle et sans aucun des signes propres à l'inflammation des organes respiratoires, due probablement autant à l'affaiblissement de la circulation, suite de la coagulation du sang, qu'au défaut d'influx nerveux.

Ce état particulier du cerveau et des poumons a été combattu avantageusement par l'application réitérée des ventouses scarifiées à la nuque, à la poitrine et le long de l'épine dorsale, suivant l'indication. Nous n'avons recouru que deux fois à la saignée générale chez deux sujets jeunes, forts et vigoureux : le premier, matelot suedois, a guéri, après avoir offert des symptômes typhoïdes; le deuxième a succombé à une angine gutturale gangréneuse.

Cet état d'inertie cérébrale et pulmonaire, que quelques auteurs ont pris pour une véritable fluxion active, persiste quelquefois après une réaction incomplète et doit être combattu alors par les mêmes moyens. Les saignées générales ne doivent être préférées aux ventouses que dans les cas de congestion active, suite d'une réaction franchement caractérisée par le délire, la face vultueuse, le regard animé, les soubresauts dans les tendons, etc.; et encore est-il prudent dans ces cas (dans les hôpitaux surtout) de ne pas les pousser trop loin. Une méningite, développée chez un enfant de 12 ans, à la suite d'une bonne réaction, et combattue sans succès apparent par les évacuations sanguines, a cédé rapidement à l'emploi du calomélas à haute dose. Nous recommandons aux praticiens l'emploi de ce précieux médicament, trop négligé dans le traitement des affections cérébrales : il procure des succès qu'on obtient rarement de l'emploi seul des saignées locales ou générales.

La saignée pourra être également utile pour empêcher ou modérer les congestions actives et les inflammations qui sont imminentes chez les sujets jeunes et pléthoriques. Nous avons eu rarement occasion d'y recourir à l'Hôtel-Dieu, où, comme nous l'avons déjà dit, n'étaient conduits que des sujets affaiblis par des maladies antérieures, ou d'une constitution usée par les privations et la misère.

Les maladies consécutives à la réaction ne doivent pas nous occuper ; elles n'exigent pas de médication particulière et doivent être traitées suivant leur siége, leur nature et leur degré d'intensité, d'après les règles ordinaires de la thérapeutique.

Tel est le traitement complexe qui nous a paru être le mieux approprié aux phénomènes compliqués que présente le choléra, et à la suite duquel la convalescence a été généralement franche et de courte durée.

Le tableau suivant, dressé par M. *Plauchud*, d'après les notes prises avec une scrupuleuse exactitude, permettra d'en apprécier la valeur, en mettant à même de comparer nos résultats avec ceux obtenus par les traitemens employés dans les hôpitaux de Paris.

TABLEAU DES CHOLÉRIQUES TRAITÉS A L'HOTEL-DIEU DE MARSEILLE
depuis le 1er Janvier jusqu'au 31 Mars 1835.

HOMMES CHOLÉRIQUES. — SERVICE DE M. SUE.																		
1 à 10 ans.		10 à 20.		20 à 30.		30 à 40.		40 à 50.		50 à 60.		60 à 70.		70 à 80.		TOTAL.		OBSERVATIONS.
Guéris.	Morts.	Guéris.	Morts.	Guéris.	Morts.	Guéris.	Morts.	Guéris.	Morts.	Guéris.	Morts.	Guéris.	Morts.	Guéris.	Morts.	Guéris.	Morts.	
0	1	9	1	11	2	13	13	5	6	1	9	5	3	0	1	44	36	Tous les Cholériques traités à l'Hôtel-Dieu, hommes et femmes, étaient arrivés à l'état algide, plus ou moins intense.
1		10		13		26		11		10		8		1		80		

FEMMES CHOLÉRIQUES. — SERVICE DE M. DUGAS.																	
1 à 10 ans.		10 à 20.		20 à 30.		30 à 40.		40 à 50.		50 à 60.		60 à 70.		70 à 80.		TOTAL.	
Guéries.	Mortes.	Guéries.	Mortes.	Guéries.	Mortes.	Guéries.	Mortes.	Guéries.	Mortes.	Guéries.	Mortes.	Guéries.	Mortes.	Guéries.	Mortes.	Guéries.	Mortes.
0	1	1	0	6	3	2	6	1	4	1	15	0	5	0	4	11	38
1		1		9		8		5		16		5		4		49	

N. B. Les deux premiers Cholériques, hommes, reçus et décédés à l'Hôtel-Dieu les 29 et 30 décembre 1834, ont été traités par M. le docteur SERRIER, qui a cessé d'être de service le 1er janvier 1835.

Si l'on considère que tous les malades qui figurent dans ce tableau sont entrés à l'hôpital au commencement et pendant la phase d'accroissement de l'épidémie, alors que la maladie exerçait les plus grands ravages; qu'ils étaient tous atteints de la période algide, c'est-à-dire, du degré le plus grave du mal et regardé comme presque toujours mortel par les médecins des hôpitaux de Paris, qui ont sans doute été conduits à cette conséquence par leurs observations, on ne pourra méconnaître l'influence du traitement chez les cholériques. La différence de résultats, dans le même hôpital, à la suite de traitemens différens, répondrait suffisamment à ceux qui, s'appuyant sur ce qu'à Marseille l'épidémie a été bien moins meurtrière que dans d'autres localités, prétendraient que la période algide a été moins intense chez nous qu'à Paris, si d'ailleurs les symptômes présentés par les malades dont nous avons relaté les observations n'offraient la plus parfaite analogie avec ceux de la période bleue constatés dans les autres épidémies.

Il serait utile de se livrer ici à l'examen comparatif des résultats obtenus dans les divers hôpitaux de la France, afin d'arriver à une conclusion rigoureuse sur la valeur de chaque traitement. Malheureusement le manque de documens rend cette tâche impossible à remplir. Il faut espérer que les médecins chargés d'un service public, reconnaissant les avantages d'un pareil travail, fourniront les moyens de combler plus tard cette lacune, en publiant sans reserve les guérisons et les décès correspondant au degré de gravité et à la période de la maladie, de manière à faire connaître et le traitement employé et la proportion des guérisons et des morts dans la période bleue, la seule qui mérite de fixer, sous ce rapport, l'attention des hommes de l'art. Le tableau inséré dans l'ouvrage de M. *Jules Guérin* et les renseignemens donnés par M. *Bouillaud*, à la fin de ses leçons sur le Choléra-Morbus, sont les seuls documens de ce genre que nous possédions : mais ils sont incomplets et laissent trop à désirer pour permettre d'apprécier l'influence du traitement sur l'issue de la maladie.

ANATOMIE PATHOLOGIQUE DU CHOLÉRA.

Les autopsies ont été faites avec un soin, pour ainsi dire, minutieux, 20, 24, 30 ou 36 heures après la mort. Voici le résumé des altérations organiques qu'elles nous ont permis de constater.

Habitude extérieure du corps. Chez les sujets morts peu de temps après l'invasion du choléra, deux particularités remarquables, et en opposition complète avec ce qu'on observe à la suite de la mort occasionée par les autres maladies, frappent d'abord l'observateur : 1° la chaleur du corps remplaçant, au moment de la mort, le froid qui existe pendant la vie et ne disparaissant qu'avec lenteur;

2° la raideur cadavérique, toujours très-prononcée, et survenant avec une étonnante rapidité.

Le premier de ces phénomènes, dont aucun auteur, que nous sachions, n'a cherché à rendre compte jusqu'ici, trouverait peut-être une explication dans la concentration intérieure de la chaleur que l'homme, comme tous les animaux, possède la faculté de produire pendant la vie. Cette concentration du calorique chez les cholériques est rendue probable par la soif ardente et la chaleur brûlante qu'ils éprouvent à l'estomac et aux entrailles. Au moment de la mort le corps rentre sous l'empire des lois physiques : le calorique concentré dans ses parties intérieures, obéissant alors à la tendance à l'équilibre, est poussé, par la faculté que les physiciens nomment *pouvoir émissif*, vers la surface extérieure refroidie, laquelle, en vertu du *pouvoir absorbant*, reçoit le calorique qui lui manque pour établir l'équilibre. En vertu de ces mêmes lois, la chaleur du corps continue d'être sensible à l'extérieur jusqu'à ce que le calorique excédant soit épuisé, et que le cadavre soit tout-à-fait en équilibre avec la température qui l'environne.

Le second phénomène est peut-être plus difficile à expliquer. La rigidité cadavérique, ainsi que les mouvemens spontanés qu'on observe quelquefois dans les muscles des cholériques décédés et qu'on développe artificiellement par le galvanisme chez les sujets morts d'autres maladies, ces phénomènes, disons-nous, ne pourraient-ils pas être attribués à un restant d'irritabilité musculaire, qui survit ici comme à la suite de toutes les morts violentes, et dont l'inégale répartition du fluide électrique expliquerait la persistance dans les organes musculaires, devenus l'*ultimum moriens* dans le choléra?

L'embonpoint des cholériques (chez les sujets morts rapidement bien entendu) nous a paru à peu près le même que ce qu'il était avant l'invasion de la maladie, malgré les pertes éprouvées par les malades, s'élevant en général à 30 ou 35 livres de liquides, pertes d'ailleurs contre-balancées par la diminution et souvent par l'absence totale des sécrétions urinaire, cutanée, pulmonaire, etc.

La peau était terreuse, flasque et conservait l'impression des doigts; la main, appliquée fortement sur cette enveloppe, donnait une sensation semblable à celle que l'on éprouve lorsqu'on comprime un corps pâteux. Ce phénomène, constant dans la période algide et après la mort, n'a été indiqué par aucun observateur.

L'enveloppe cutanée était livide, cyanosée dans plusieurs points partiels, plus particulièrement aux mains et à la face, et plus rarement aux pieds. Assez souvent nous avons trouvé des ecchymoses au-dessous d'elle, dans les régions latérales du thorax et à la face interne des bras.

L'aspect de la physionomie était le même que dans les derniers instans de la vie. Les taches noirâtres que quelques malades nous ont offertes sur la sclérotique, n'avaient fait qu'augmenter. De petits faisceaux vasculaires rouges, plus apparens après la mort, ombrageaient ces taches dans plusieurs sens différens. Quant à leur siége, nous les avons toujours observées vers l'angle interne et externe de l'œil ou au-dessous d'une ligne horizontale qui diviserait cet organe en deux parties égales. Assez souvent une dépression de la sclérotique correspondait à ces taches, et la capacité de l'œil paraissait diminuée : d'autres fois l'œil était aussi bombé que dans l'état naturel.

Lésion du système locomoteur de la vie animale. Le système locomoteur nous a présenté des différences suivant que nous l'examinions à la partie supérieure ou inférieure du corps, en prenant le diaphragme pour point de départ. Supérieurement les fléchisseurs l'ont constamment emporté sur les extenseurs dans leurs contractions, lors des crampes pendant la vie, et dans leurs rétractions après la mort. Si l'on fesait la section des tendons fléchisseurs au creux palmaire, les extenseurs portaient immédiatement les doigts dans une extension forcée : l'effet contraire avait lieu inférieurement.

En se rétractant ainsi les muscles des cholériques se dessinaient sous la peau par des nodosités, des reliefs de forme indéterminée, comme s'ils eussent été contractés vitalement; et cette raideur, qu'on pourrait appeler *tétanique*, vu les divers points d'analogie qui existent entr'elle et celle du tétanos, nous permettait de redresser les cadavres horizontalement couchés, en les saisissant par un de leurs membres.

L'enfoncement de l'œil dans l'orbite était assez constant, et paraît dû autant à la diminution de l'humeur aqueuse contenue dans ses chambres et à l'affaissement du tissu graisseux qui environne cet organe, qu'à la rétraction forcée de ses muscles. La forme conique de la cavité orbitaire qui ne permet pas que l'œil, qui en occupe la base, se rapproche du sommet, sans l'addition d'une puissance pour l'y étrécir; le seul effet que produisent les muscles, qui est de porter l'organe visuel vers leur extrémité fixe; la fixité de la surface oculaire, lorsqu'on exerce des pressions à sa surface libre; la rétraction du releveur de la paupière supérieure plus enfoncée que son opposante, sont les raisons que l'on peut alléguer en faveur de l'opinion que nous émettons.

Les muscles crémasters ont presque toujours été trouvés dans un état de rétraction forcée, et les testicules retenus à la partie supérieure des bourses.

Ces changemens ne sont pas les seuls que nous ait fourni l'examen du système locomoteur. Nous avons quelquefois rencontré des ruptures partielles

8

dans les muscles, particulièrement au triceps crural, au crural antérieur et au triceps brachial. Cette particularité rend raison des douleurs et de la faiblesse qu'accusent les convalescens, lorsqu'ils ont éprouvé de violentes crampes.

Lésions des agens locomoteurs de la vie organique. Les muscles de la vie organique nous ont offert des phénomènes qui, pour être moins constans que ceux que présentent les muscles de la vie animale, n'en méritent pas moins d'être signalés. Ainsi nous avons souvent rencontré la constriction du pharynx, de l'œsophage, le resserrement de la partie droite de l'estomac, l'oblitération de l'ouverture pylorique par la contraction de son anneau musculeux, (oblitération qui empêche, dans ce cas, le passage des matières de la cavité gastrique dans le duodénum, et fait que ces liquides sont quelquefois rendus par regorgement). Des resserremens partiels analogues, pareillement observés dans les intestins grêles, et surtout dans le colon, étaient indubitablement dus à la contraction de la musculeuse et permettent de se rendre compte des coliques, des déchiremens d'entrailles qui coïncident avec la fréquence des évacuations.

Ces étranglemens, dont l'étendue variait de 6 à 10 pouces, et dans lesquels nulle substance, liquide ou solide, n'était comprise, interceptaient des portions intestinales, dilatées par des gaz ou des matières solides. En les fendant, suivant leur longueur, on reconnaissait que leurs tuniques étaient quelquefois rapprochées jusqu'au point de contact. Cette oblitération n'expliquerait-elle pas l'absence des évacuations alvines dans quelques cas de choléra (1) ?

Le cœur paraît être resté étranger à l'action de la cause cachée qui agite les autres muscles. Nous avons constamment trouvé ses cavités plus ou moins dilatées par du sang noir et pris en caillots.

Lésions des membranes muqueuses. L'estomac et les intestins renfermaient une quantité plus ou moins considérable d'un liquide blanchâtre, floconneux, quelquefois plus foncé en couleur, mais en tout semblable à celui rejeté par les selles et les vomissemens. Quant aux lésions de la membrane muqueuse gastro-intestinale, elles ont été absolument les mêmes que celles déjà observées par les anatomo-pathologistes, et peuvent se réduire à un degré plus ou moins considérable d'injection veineuse du réseau capillaire, se dessinant sous forme d'arborisations dans les intestins grêles et de plaques lilas, sablées de points rouges, plus communes aux gros intestins et surtout aux rétrécissemens partiels dont nous avons déjà parlé, et

(1) Il serait important de constater à ce sujet si l'absence des évacuations cholériques coïncide avec de violens déchiremens d'entrailles pendant la vie et, après la mort, avec des étranglemens partiels ou l'oblitération complète de quelques points du canal intestinal, en même temps qu'il y aurait accumulation de matière cholérique dans les portions intestinales dilatées.

enfin à la fongosité de la partie libre des valvules conniventes et au développement plus ou moins marqué des follicules muqueux.

En examinant partiellement, et de haut en bas, la membrane muqueuse digestive, nous l'avons trouvée : 1° dans le pharynx, d'un rouge pointillé et lubréfiée quelquefois par un liquide puriforme; 2° dans la moitié gauche de la cavité gastrique, presque toujours ramollie et se réduisant en pulpe par le moindre frottement, ce qui doit être attribué à un effet cadavérique; à la moitié droite de ce viscère elle a présenté des plaques d'une rougeur pointillée, et dans plusieurs cas elle avait un aspect finement granulé, dû au développement des follicules muqueux, qui ont souvent présenté un gonflement avec ou sans rougeur.

Dans les intestins grêles, la membrane muqueuse a souvent offert une quantité considérable de follicules isolés et volumineux (glandes de *Brunner*), ou ramassés en plexus (glandes de *Peyer*) qui étaient tuméfiés et comme entés sur des surfaces parfaitement saines. Entre ces follicules on en remarquait d'autres plus petits, sans arrangement distinct, arrondis à leur circonférence, présentant un point blanc ou noir à leur centre, et qu'on aurait dit être des villosités sphériques. Ces follicules, qu'on a regardés comme de formation nouvelle, nous paraissent dus au développement des corpuscules de *Lieberkuhn*. Il paraît que leur développement exige peu de temps; car nous les avons rencontrés chez des individus morts quarante-huit heures après l'invasion de la maladie.

De semblables lésions ont été constatées dans le gros intestin. Les plaques, pointillées de rouge, étaient plus ordinaires dans le cœcum que partout ailleurs. Le nombre des follicules, toujours considérable aux environs de la valvule de *Bauhin*, diminuait insensiblement à mesure qu'on approchait du rectum qui a été constamment le moins affecté.

L'estomac et le canal alimentaire étaient souvent tapissés, dans plusieurs points de leur étendue, d'une couche muqueuse glutineuse qui y adhérait fortement, et au-dessous de laquelle la membrane muqueuse paraissait saine.

Des vers lombrics ont été trouvés dans la cavité intestinale, dans une proportion difficile à préciser, et doivent, à cause de cette irrégularité, être considérés comme étrangers au choléra.

Des traces évidentes de l'inflammation de la membrane muqueuse gastro-intestinale n'ont été offertes que par les individus atteints de gastro-entérite avant le développement du choléra, ou chez lesquels cette phlegmasie était survenue à la suite de la période de réaction.

La muqueuse digestive n'a pas été la seule affectée : les muqueuses pulmonaire et tympanique ont présenté des altérations analogues, mais à un degré moindre. Celle de l'appareil génito-urinaire n'a pas offert de changemens anatomiques appréciables.

Lésions des membranes séreuses. A part la couleur rosée, due à l'injection veineuse générale, les membranes séreuses n'ont présenté aucune altération physique.

Le péritoine, la plèvre et la séreuse du cœur étaient entièrement privés de la sérosité qui les mouille dans l'état normal, et lubréfiés par une humidité poisseuse; tandis que l'arachnoïde céphalo-rachidienne et celle du vestibule contenaient une quantité remarquable de liquide.

Cette particularité méritait d'être signalée : elle autorise à penser que le système cérébral reste tout-à-fait en dehors de l'action cholérique, comme le démontrent d'ailleurs les phénomènes morbides.

Lésions du système sanguin. Le système sanguin, artériel et veineux, n'a jamais présenté la moindre trace de phlogose. Seulement les veines étaient constamment gorgées d'un sang noir et poisseux, dépouillé de sérosité, qu'elles pouvaient à peine contenir. Les artères contenaient une bien moins grande quantité d'un sang de même nature; mais elles n'étaient jamais entièrement vides, ainsi que l'ont avancé la plupart des auteurs. Les capillaires seuls des muscles nous ont présenté cette vacuité presque complète. Nous devons remarquer ici que lorsque, pendant la période algide, on appliquait des ventouses sur un point quelconque de la peau, les scarifications présentaient une couleur purpurine qui ne s'observe pas dans les cas ordinaires.

Lésions des systèmes lymphatique, fibreux et osseux. Aucune lésion n'a pu être constatée par le scalpel dans les systèmes lymphatique, fibreux et osseux. Nous n'avons jamais rencontré dans les os la couleur rosée sur laquelle M. le docteur *Begin* a le premier fixé l'attention. Une seule fois nous avons trouvé, dans le canal thorachique, un renflement fusiforme, immédiatement au-dessous de l'ouverture diaphragmatique. Deux poches latérales, remplies d'un chyle fade et moins fluide qu'à l'ordinaire, étaient adaptées à ce renflement.

Lésions des tissus cellulaire et adipeux. Le tissu cellulaire sous-cutané était plus sec, moins élastique et plus injectable par l'air atmosphérique que dans l'état ordinaire.

Le tissu adipeux contenait une graisse plus épaisse, mais en quantité égale à celle qu'on rencontre dans l'état sain. Aussi l'embonpoint du cadavre était peu diminué, et dans aucun cas nous n'avons rencontré cet amaigrissement considérable dont parlent les auteurs. Ces observateurs paraissent s'en être laissé imposer par l'état de la face dont l'amaigrissement, sur le vivant comme après la mort, plus apparent que réel, est dû à la contraction forcée de ses muscles. Il arrive dans le choléra ce que certains mimes produisent à volonté, en contractant la face et en se grimant de mille manières.

Viscères de l'abdomen. Du foie. Le foie, ordinairement un peu augmenté de volume, était sain dans son parenchyme. Ses canaux hépathiques, vides et aplatis, n'ont jamais présenté de phlogose. La vésicule du fiel était presque toujours distendue par une bile noire et poisseuse, et d'une amertume tenant de la causticité. En général cet organe était gorgé de sang noir.

Rate. La rate n'a rien offert de remarquable dans son tissu : une fois nous l'avons trouvée tellement atrophiée qu'elle ne pesait pas plus de trois gros.

Appareil urinaire. Assez souvent striés de rouge dans leur parenchyme, les reins n'ont offert d'autres altérations que celles, toutes mécaniques, propres au système musculaire, c'est-à-dire, qu'ils étaient gorgés de sang.

Vessie. La vessie, ratatinée derrière le pubis et assez semblable à la matrice d'une jeune fille, contenait parfois une certaine quantité d'un liquide blanchâtre, assez semblable à celui fourni par les selles, mais le plus souvent elle était tout-à-fait vide.

Pancréas. Nous n'avons jamais reconnu dans cet organe aucun dérangement sensible : son parenchyme, plus sec que les autres organes, a offert parfois des flocons albumineux.

Viscères de la poitrine. Cœur. Le cœur, plus flasque et plus dilaté dans ses cavités droites, était épaissi avec resserrement des cavités gauches. Ses quatre cavités, remplies de sang noir, en partie liquide et en partie coagulé, étaient saines dans toute leur étendue. Sur les deux faces de cet organe nous avons quelquefois trouvé des taches blanches, plus près de la base que du sommet, qui pouvaient être comparées à une plaque d'albumine concrète, et dont la grandeur variait depuis trois lignes en carré jusqu'à cinq.

Poumons. Les poumons étaient presque toujours engoués d'un sang noir vers leur partie postérieure; ils étaient crépitans dans les autres points et donnaient au toucher une sensation pâteuse, tenant du gluten.

Axe Céphalo-rachidien. Tête. Comme le système veineux, les sinus de la dure-mère étaient très-distendus par le sang. Cette forte injection des membranes ne s'étendait pas dans le tissu du cerveau qui était à peine piqueté de rouge. En général de la sérosité était infiltrée dans le tissu cellulaire sous-arachnoïdien.

Rachis. Les veines du canal vertébral étaient, comme les sinus du crâne, engouées par du sàng noir. Chez quelques sujets nous avons trouvé des ecchymoses à la surface de la dure-mère spinale, et une fois une infiltration sanguine qui s'étendait depuis la douzième vertèbre dorsale jusqu'à la seconde lombaire.

Dans la majorité des cas, le liquide rachidien était augmenté et le renflement inférieur de la moelle d'une densité légère.

Lésions du système ganglionnaire. Le système ganglionnaire a surtout attiré notre attention, jaloux que nous étions de nous assurer si les soûpçons de *Loder* de Moskou et les recherches du professeur *Delpech* reposaient sur quelque fondement, ou étaient purement imaginaires. La difficulté d'apprécier les changemens que les nerfs peuvent éprouver dans leur organisation physique est sans doute la principale cause à laquelle il convient d'attribuer la différence des résultats obtenus par les anatomo-pathologistes. D'après nos observations, nous sommes porté à croire que l'altération du système ganglionnaire dans le choléra finira par prendre place à côté des vérités anatomiques les plus importantes.

Chaque fois qu'il s'agit de reconnaître l'altération d'un système d'organes qui n'a pas de forme arrêtée, il n'y a que la comparaison de ses différentes parties qui puisse donner aux recherches qu'on fait, une valeur réelle, en mettant à même de saisir une foule de nuances qui, sans cette attention, échappent immanquablement à l'observateur.

Aussi pour asseoir sur une base, aussi peu variable que possible, nos recherches pathologiques, relatives au système ganglionnaire, avons-nous eu le soin de comparer sur les cadavres toutes les parties du même tout, ou soit, chaque ganglion avec son semblable du côté opposé, sur le cadavre cholérique, et de les rapprocher ensuite avec les ganglions analogues des sujets morts de toute autre maladie que le choléra.

Chez les cholériques qui avaient résisté quelques jours à la maladie, cet examen comparatif nous a permis de constater que les principales altérations du grand sympathique consistaient dans l'augmentation de volume et de densité et dans la rougeur anormale de ses ganglions. Les filets nerveux qui en partent ou qui s'y rendent, moins souvent affectés, ont offert cependant des rougeurs intenses et des ecchymoses sur leur trajet.

Ganglions de la poitrine. Ainsi à la poitrine nous avons trouvé, quatre fois sur sept, le ganglion cardiaque, les quatrième et cinquième ganglions thorachiques légèrement hypertrophiés et d'un rouge foncé à leur surface.

Divisés par tranches leurs parenchymes nous ont paru être dans l'état normal.

Les filets nerveux partant de ces ganglions et de quelques autres, mais principalement du dixième ganglion thorachique, étaient recouverts parfois de rougeurs diffuses et plus souvent par des ecchymoses circonscrites, occupant le névrilème et le tissu cellulaire voisin.

Le petit et le grand splanchniques n'ont présenté de semblables lésions que deux fois seulement.

Ganglions abdominaux. Portion centrale. Enchaînés les uns aux autres par des ramifications nerveuses innombrables, les ganglions de l'abdomen ont offert des lésions nombreuses et très-différentes en intensité. A quelque chose près, le ganglion sémilunaire du côte gauche et le ganglion rénal correspondant étaient affectés d'une manière constante, tandis que les autres l'étaient moins souvent. Entrons dans quelques détails relativement à ces différences.

Du côté gauche, en prenant le sémilunaire pour point de départ, le scalpel nous a dévoilé dans ce ganglion une densité insolite. La couleur rouge foncé de sa surface externe n'était pas toujours observée à son parenchyme : elle manquait parfois aussi dans les branches nerveuses qui émanent de ce centre nerveux.

Le ganglion rénal, en quelque sorte adapté à la partie inférieure et externe du sémilunaire, partageait avec lui toutes ces altérations ; et de plus les filets nerveux qu'il fournit étaient rarement sains.

Quant au tissu cellulaire graisseux, qui est interposé comme une enveloppe non conductrice, soit entre les lobules qui constituent ces ganglions, soit à leur circonférence, il n'a jamais présenté de changement de nature.

Ces lésions du trisplanchnique, qui chez quelques sujets ne s'étendaient pas plus loin, avaient, dans la majeure partie des cas, envahi les ganglions spermatique et mésentérique inférieur. Superficiellement enflammés ces deux ganglions étaient de plus tachetés par de petites ecchymoses.

Côté droit de la portion centrale du grand sympathique. Le ganglion sémilunaire du côté droit, disséqué avec beaucoup de soin, s'est présenté peu éloigné de l'état normal. Les autres ganglions du même côté étaient aussi tellement peu affectés, que plusieurs fois nous nous sommes demandé si réellement cette partie du trisplanchnique ne sympathisait pas avec l'état maladif dù sémilunaire du côté gauche.

Les ecchymoses disséminées sur le grand sympathique, existaient à droite comme à gauche; mais les ganglions étaient moins rouges du côté droit. Le sémilunaire droit, qui est réputé être plus volumineux que le gauche, s'est présenté toujours plus petit que lui. Dans une circonstance, tous ces ganglions étaient dans un état d'anémie.

Ganglions lombaires et sacrés. Les ganglions lombaires et sacrés étaient aussi souvent affectés d'un côté que de l'autre. Les lésions qu'ils ont présentées consistaient dans des rougeurs plus ou moins vives, accompagnées des ecchymoses déjà observées, mais sans hypertrophie.

Plexus. Les plexus étaient plus rarement affectés que les ganglions. A l'exception des plexus hépatique et rénaux, les autres, tels que le plexus solaire, œsophagien, etc., n'ont présenté que de légères injections. Le plexus hépatique, plus profondément altéré que les autres, nous a offert, parfois, les lésions suivantes : deux ou trois des branches nerveuses qui le constituent étaient de couleur noire, aplaties et cédaient à la moindre traction : à leur côté s'en trouvaient d'autres qui n'étaient que pointillées de rouge, et quelquefois elles avaient la couleur blanche qui leur est propre; on y trouvait aussi de petites infiltrations sanguines, comme dans les plexus rénaux qui étaient ordinairement injectés.

Membranes nerveuses. Généralement la rétine était d'une rougeur assez vive : les ganglions de la tête n'ont pas été examinés.

Comparaison. En général la couleur physiologique des ganglions, contenus dans la cavité thoraco-abdominale, les sémilunaires et rénaux exceptés, est celle de la substance grise du cerveau, à leur centre, tandis qu'à leur circonférence ils sont comme transparens et gélatineux. Dans leur parenchyme on trouve des traînées de substance blanchâtre, dues au passage des branches nerveuses dans ces petits centres.

Les ganglions sémilunaires et rénaux, moins denses qu'eux, sont d'une couleur rose pâle à leur surface et à leur épaisseur. Cette couleur, que nous n'avons pas confondue avec le rouge vif ou foncé qu'ils présentaient, étant altérés, n'existait jamais avec leur hypertrophie ou augmentation de volume.

C'est en comparant les ganglions sous tous ces rapports que nous avons pu constater les altérations pathologiques que nous venons d'exposer.

Ces divers résultats diffèrent trop de ceux signalés par les anatomo-pathologistes les plus renommés pour ne pas engager à les vérifier, en apportant dans les recherches nécessaires le soin et les précautions que nous avons pris nous-même.

RÉFLEXIONS

Sur l'origine, le mode de propagation, les causes, le siége et la nature probables du Choléra.

ORIGINE ET MODE DE PROPAGATION DU CHOLÉRA.

Lorsqu'une maladie nouvelle, inconnue, se déclare dans une partie du globe, son origine ne saurait être attribuée qu'à la production d'une cause spontanée qu'il convient de rechercher parmi les agens de la nature. Mais il n'en est pas de même d'une affection qui, comme le choléra, existe de temps immémorial dans des lieux où elle exerce de continuels ravages. Son apparition dans une autre région peut dépendre alors de l'importation de la cause particulière à laquelle elle est due dans le pays où elle s'est primitivement déclarée, ou bien tenir à la production spontanée de la même cause, favorisée par des changemens survenus dans le climat où elle se montre pour la première fois. Ces considérations donnent naturellement naissance aux deux questions suivantes : 1° le Choléra Asiatique a-t-il été importé en Europe des lieux où il règne d'une manière endémique? 2° s'y est-il développé spontanément ? Ces questions ont dû diviser et diviseront probablement long-temps encore les médecins, parce qu'elles sont du nombre de celles qu'on ne peut résoudre que par le raisonnement. Pour nous qui regardons le choléra comme un effet particulier de l'électricité, ainsi que nous chercherons à l'établir tout-à-l'heure, notre opinion est en faveur de sa spontanéité que tout démontre d'ailleurs. Son importation, quoiqu'il soit possible de la défendre avec talent, ne saurait être admise par une raison sévère. Si la cause, en effet, qui produit cette singulière maladie était susceptible d'être importée d'une manière médiate ou immédiate, il faudrait d'abord expliquer pourquoi elle est restée pendant des siècles confinée sur les bords marécageux du Gange, où elle a pris naissance, malgré les relations si multipliées qui existent entre l'Inde et les autres parties du globe; rendre compte de sa première apparition à Jessore en 1817, et suivre ensuite son importation dans tous les pays qu'elle a successivement envahis jusqu'à ce jour. A cet effet il ne sera peut-être pas sans intérêt de reproduire ici textuellement le résumé succinct des diverses irruptions du mal indien, consigné dans le précieux *Rapport sur la marche et les effets du Choléra-Morbus dans Paris et le département de la Seine.* « Après avoir renfermé, depuis des siècles, son existence et ses ravages dans l'Inde, où il est né, le choléra, disent les commissaires de ce travail remarquable, franchit tout-à-coup les limites qu'il semblait s'être imposées, et en 1817 il se montre à Jessore, à Malacca, à Java où sur quatre millions d'habitans il en fait périr 400,000; à Benarès, à Bornéo, au Bengale, depuis Calcutta jusqu'à Bombay (1818). De là il passe aux îles Moluques, à celles de France et de Bourbon (1819), dans l'empire des Birmans et dans la Chine où il s'étend depuis Canton jusqu'à Pekin (1820).

« Bientôt s'avançant vers l'ouest et le nord, il vient en Perse (1821) et de là dans l'Arabie, à Bassora, à Bagdad. Deux ans après, en 1823, il paraît au pied du Caucase, sur les bords de la mer Caspienne et dans la Sibérie (1826) vers les régions polaires; il pénètre dans le cœur de la Russie, où de nombreuses victimes signalent sa présence à Pétersbourg et à Moscou (1830).

« L'année suivante il envahit successivement, en Afrique, l'Égypte; en Europe, la Pologne, la Gallicie, l'Autriche, la Bohême, la Hongrie, la Prusse (1831); et continuant toujours ses effrayans progrès, il traverse la mer, se montre en Angleterre, d'où, franchissant le Détroit, il passe en France, éclate à Calais (le 15 mars 1831) et bientôt à Paris, après avoir parcouru, dans ce voyage de géant, plus de trois millions de lieues carrées, et couvert cette espace immense de deuil et de sépulture. »

On a supposé gratuitement que toutes ces excursions, toutes ces apparitions loin du lieu primitif de son existence, étaient le fait de la contagion, et que le choléra avait été importé en Russie par des troupes venant des frontières de la Perse, lesquelles l'auraient transmis plus tard à la malheureuse Pologne. De là le fléau se serait répandu en Prusse qui l'aurait, à son tour, communiqué à la Gallicie, à l'Autriche, à la Hongrie, à la Bulgarie, à la Moldavie, à la Valachie, d'où il se serait dirigé vers la Bohême, Hambourg, et aurait fini par pénétrer en Angleterre et en France.

C'est avec tout aussi peu de fondement et sans preuve à l'appui que les contagionistes l'ont fait également importer en 1831, d'Arabie en Égypte, par des pélerins venant de la Mecque, ne réfléchissant pas que depuis des siècles le commerce et le pélerinage attirent une foule nombreuse en Arabie, et que les mêmes causes entretiennent des communications constantes entre l'Heggiaz et l'Égypte.

Dans l'impossibilité de pouvoir déterminer par des faits incontestables la part que l'importation a pu avoir au développement du choléra dans les nombreuses et différentes localités où il s'est montré depuis 1817, arrêtons-nous à son apparition en France et en Égypte, où il nous sera facile de suivre sa marche, et examinons quel a été son mode de propa-gation dans ces contrées.

De Paris (1832) nous le voyons s'étendre dans quelques villes des départemens circonvoisins et en respecter d'autres avec lesquelles la capitale a les mêmes rapports de fréquentation. Versailles, située à ses portes, et où sont venus mourir de nombreux cholériques sortis de Paris, n'a pas eu un de ses habitans atteint, tandis que d'autres villes qui n'avaient pas été aussi directement exposées, ont été impitoyablement ravagées par ce mal capricieux. Il franchit ensuite d'un bond des distances considérables, épargne des villes populeuses, des départemens insalubres, et vient étonner par son apparition soudaine une petite ville située à l'embouchure du Rhône, à l'extrémité méridionale de la France. Les villes, bourgs et villages qui entourent Arles, et Marseille même, avec lesquelles les relations commerciales n'ont jamais cessé d'être entretenues, restent alors à l'abri de ses coups; et c'est à la fin de 1834 qu'il surgit inopinément dans notre florissante cité, d'où il n'est transmis ni à Aix, ni à Toulon, où des cholériques marseillais ont succombé, ni à aucune des localités environnantes qui toutes reçoivent de nombreux émigrés. Est-ce là la marche d'une maladie susceptible d'importation ? Il faudrait renoncer à faire usage de la logique et de sa raison, ou être étrangement dominé par une opinion préconçue, pour ne pas répondre négativement.

Quant à l'Égypte où, comme nous l'avons dit, les partisans de la contagion l'ont fait importer par une caravane de pélerins de la Mecque, il résulte de divers rapports publiés par M. *Clot* (1), que la marche du choléra a été en sens inverse du passage des Haggis; qu'il existait à Suez et au Caire avant que les pélerins y fussent arrivés; qu'à Cosséir, où sont passés 1700 pélerins, arrivant depuis peu de jour de l'Heggiaz, il ne s'est jamais montré; enfin que l'épidémie s'est manifestée presque le même jour à Siaut, au Caire, à Alexandrie et à Damiette, d'où elle est disparue à peu près dans le même temps. On trouve d'ailleurs dans l'ouvrage de M. *Clot* une surabondance de preuves contre l'importation du choléra en Égypte qu'on pourra consulter avec fruit. Mais c'est surtout par M. le docteur *Dalmas* (2) que la question de la contagion a été discutée avec une puissance d'argumentation qui permettra difficilement aux partisans de l'importation de faire prévaloir leur opinion.

La manière subite dont éclate le choléra, en frappant d'abord les individus faibles, épuisés, et atteignant ensuite les masses; la bizarrerie de sa propagation; la préférence qu'il montre pour les grandes villes; la rapidité avec laquelle il atteint son *summum* d'intensité et la promptitude avec

(1) Relation des Épidémies de Choléra-Morbus qui ont régné à l'Heggiaz, à Suez et en Égypte; par *Clot*, Inspecteur du service de santé des armées du Vice-Roi d'Égypte, etc.

(2) Dictionnaire de Médecine, ou Répertoire Général des Sciences Médicales, considérées sous les rapports théorique et pratique. Article *Choléra épidémique*.

laquelle il arrive à son déclin, ne s'accordent guère, il faut en convenir, avec la lenteur et la progression d'une maladie transmissible par contact, et militent avantageusement contre la possibilité d'une importation. Si à ces faits nous ajoutons que partout où le choléra s'est déclaré, il n'est personne qui pendant la durée de la maladie n'ait éprouvé quelque dérangement de santé, l'influence générale d'une cause épidémique sera dévoilée d'une manière incontestable.

De ces courtes considérations, suffisantes pour démontrer la non-importation du choléra, il résulte forcément que la naissance de cette maladie nouvelle en Europe doit être attribuée à la formation spontanée d'une cause qui agit épidémiquement. On pourrait, avec quelque apparence de vérité, rétorquer, contre la spontanéité de la cause cholérique, l'argumentation que nous venons d'opposer à son importation. L'Europe, pourrait-on dire, est aujourd'hui ce qu'elle était il y a des siècles : sa latitude, sa température, son climat, etc., sont les mêmes qu'autrefois. Pourquoi donc une maladie qui, pendant tant de temps, n'a existé que sous la latitude brûlante de l'Inde, a-t-elle attendu jusqu'à se jour pour apparaître spontanément dans des contrées qui présentent des latitudes et des conditions topographiques différentes ? Cette objection ne serait que spécieuse, et ne diminue en rien la force des raisons que nous avons fait valoir contre l'importation. Personne n'ignore en effet qu'il s'opère continuellement dans l'intérieur et à la surface du globe, des changemens qui, pour être insensibles, n'en sont pas moins réels et qui doivent influencer les constitutions atmosphériques et les êtres organisés. Or qui peut assurer que, dans certaines circonstances, les fluides impondérables et l'organisation elle-même ne reçoivent pas de ces mutations incessantes une modification capable de produire sur l'homme des effets insolites et de même nature que ceux que les mêmes conditions, plus fréquentes sur les rives du Gange, déterminent aussi plus souvent dans ces climats brûlans? Au reste, de l'ignorance où nous pouvons être sur la cause locale d'une maladie, ce serait étrangement raisonner que de conclure, d'une manière affirmative, à l'introduction d'une cause étrangère. A ce compte, il faudrait admettre l'importation de la plupart des maladies les plus communes.

La non-importation du choléra établie, il reste à examiner la part que peuvent avoir la contagion et l'infection à son extension, lorsqu'il est développé dans une localité. Les faits se pressent pour démontrer que la contagion est tout-à-fait étrangère à sa propagation. Les exemples de transmission d'individu à individu, cités par les contagionistes, sont en effet tous négatifs et s'expliquent plus naturellement par l'influence épidémique à laquelle n'ont pas cessé d'être soumis les sujets qui les ont présentés. Si cette question n'avait été négativement résolue par M. *Dalmas* avec une supériorité remarquable de talent, il nous suffirait, pour faciliter sa solution, de rappeler ici que, dans notre épidémie, les personnes le plus en rapport avec les malades (prêtres, médecins, élèves) ont toutes été respectées par le fléau et n'ont pas présenté un seul cholérique. Cette exception, vraiment étonnante pour une maladie contagieuse, a tellement frappé les gens éclairés de notre ville, qu'il en est peu aujourd'hui qui croient encore à la contagion du choléra, à sa communication par le contact médiat ou immédiat. Le peuple seul est resté persuadé que nous avons dû ce bénéfice exceptionnel à des mesures de précaution réservées pour notre usage.

L'infection ne paraît pas contribuer davantage à la transmission du choléra comme cause fondamentale. Sa prompte diffusion dans une ville, son extension rapide dans un pays, dus évidemment à une cause générale, répandue en même temps sur divers points, ne saurait s'expliquer par ce mode de propagation. Supposer en effet que des miasmes émanés du corps des cholériques, assez actifs pour former un foyer d'infection, épargneraient les personnes qui vivent au milieu d'eux, qui les soignent, les touchent à chaque instant, pour aller frapper des individus qui n'ont aucun rapport avec les malades et qui habitent loin de leur demeure, ne serait-ce pas admettre une contradiction impossible dans les faits ? Il faut avouer, à la vérité, que dans toutes les épidémies la maladie s'est rarement bornée à faire une seule victime dans les maisons où elle a pénétré : à Marseille surtout nous avons eu de nombreuses occasions de faire une semblable remarque. Mais, outre l'existence des mêmes conditions de localités, d'habitudes, de genre de vie, etc., le défaut de sommeil, les fatigues de tout genre, les mauvaises digestions, la douleur de voir périr sous ses yeux un père, un enfant, une mère, etc., expliquent bien mieux le développement de la maladie, dans ces cas, que l'infection qui, pour être vraie, devrait exister, non pas exceptionnellement, mais comme phénomène fondamental. Ce que nous avons observé à l'Hôtel-Dieu de Marseille permet d'avancer toutefois que dans des circonstances rares, particulières, lorsque des individus se trouvent réunis dans une localité peu salubre, l'infection peut ne pas rester tout-à-fait étrangère à la communication du choléra. Non-seulement les infirmiers qui servaient les cholériques ont été généralement atteints de la maladie, à laquelle quelques-uns ont succombé, mais une grande partie des servans attachés à la salle des hommes fiévreux, contiguë aux salles cholériques, et la plupart des fiévreux ont ressenti l'influence épidémique d'une manière frappante, ce qui n'a pas eu lieu dans la salle des femmes fiévreuses qui n'avaient aucun rapport avec les malades atteints du choléra; pas plus que pour les élèves et les médecins, qui ne restaient dans les salles que le temps nécessaire à leur service. Il est vrai de dire que notre hôpital est un *établissement-modèle*, en fait d'insalubrité, et s'est sans doute à sa construction vicieuse, en opposition avec toutes les règles d'hygiène publique, qu'il faut attribuer d'aussi tristes résultats. La salle des hommes fiévreux, située au rez de chaussée, consiste en deux carrés longs et peu élevés, qui se croisent à angle droit et qui renferment 82 lits. On y pénètre par une espèce de voûte humide, fesant face au nord, et qui reçoit le jour par le grand escalier. Une fenêtre, ouverte au midi, est le seul point par où l'air peut être renouvelé dans cette salle, qui est bornée, au levant et au couchant, par des rues étroites, mal propres et dominée par des quartiers insalubres : des lieux d'aisances, placés à chacune de ces deux extrémités, répandent une odeur désagréable autour des lits qui les avoisinent. La salle des cholériques était située à l'est de la salle des hommes fiévreux, qu'on était obligé de traverser pour y parvenir. Elle était divisée en trois compartimens : l'un réservé pour les femmes, et dans lequel étaient établis les bains d'étuve; les deux autres étaient destinés pour les hommes. Les cholériques séjournaient dans ces salles, jusqu'à la cessation des symptômes graves, après la disparition desquels ils étaient transportés à des salles de convalescence, situées au premier étage.

L'on conçoit toute l'influence d'une réunion de malades graves dans une pareille localité, et combien l'infection, non-seulement du choléra, mais de toutes les maladies épidémiques, doit y être favorisée.

Ces faits, que nous avons exposés sans les affaiblir, parce que nous cherchons sincèrement la vérité et que nous n'écrivons sous l'influence d'aucune idée préconçue, ne sauraient être considérés comme des exemples de contagion : ils attestent seulement que, sous certaines conditions, lorsque des malades se trouvent réunis dans une localité insalubre, le choléra peut s'y propager par un mode de transmission (l'infection) propre à quelques maladies épidémiques. L'infection de cette maladie est donc plutôt accidentelle, exceptionnelle, qu'inhérente à sa nature. Cela est tellement vrai que rien de semblable n'a eu lieu dans les établissemens publics convenablement disposés : dans les hôpitaux du Caire, de Mansoura, de Damiette, sur 240 infirmiers employés au service des cholériques, un seul a été atteint de la maladie régnante.

Il résulte de l'examen auquel nous venons de nous livrer : d'un côté, que le choléra n'a pas été importé en Europe et qu'il y a pris naissance par un développement spontané ; de l'autre, que lorsqu'il existe dans un pays ou une ville quelconque, la contagion et l'infection restent étrangères à sa propagation.

ETIOLOGIE DU CHOLÉRA.

L'étude des causes des maladies aboutit le plus souvent à des résultats négatifs. Si l'on excepte les causes matérielles, celles qui par leur présence dans nos organes y déterminent des désordres physiques, des troubles fonctionnels, facilement appréciables, ce que nous savons sur toutes les autres est enveloppé d'une bien grande obscurité, et consiste généralement dans des hypothèses plus ou moins ingénieuses. Dans quelques cas cependant la cause présumée d'une maladie repose sur de telles probabilités que son existence est, pour ainsi dire, incontestable, quoiqu'elle ne puisse être rigoureusement démontrée. C'est ainsi que les phénomènes propres à la syphilis ont conduit à admettre une cause productrice spéciale, un principe particulier qu'on a appelé *Virus*, quoiqu'on n'ait pu encore découvrir l'essence de ce principe ; que la fièvre intermittente est considérée comme dépendant essentiellement d'une émanation marécageuse, malgré que l'existence de ce miasme n'ait pu être jusqu'ici constatée par nos moyens eudiométriques, etc. Le choléra est une maladie trop nouvelle en Europe, pour que nous possédions sur sa cause essentielle des données aussi probables : nous en sommes encore réduits à des conjectures hasardées, à des hypothèses dont aucune n'a obtenu la sanction générale. Ainsi on en est encore à se demander si cette cause est atmosphérique ou terrestre; si elle consiste dans un miasme, dans des animalcules, dans un changement survenu dans l'intérieur ou à la surface du globe, ou dans un état électrique particulier. Ici, comme pour les causes de la plupart des maladies, nos recherches ont été bien peu fructueuses; et ni les observations météorologiques, ni l'analyse de l'air, faites par les savans le plus familiarisés avec ce genre de travail, n'ont pu déterminer à laquelle des diverses suppositions mises en avant il fallait accorder la préférence. C'est donc à l'aide du raisonnement, déduit de l'observation des phénomènes, qu'il faut tâcher d'arriver à l'hypothèse la plus probable sur la cause déterminante du choléra épidémique. Et d'abord rappelons les phénomènes culminans de la maladie singulière qui nous occupe, et nous tâcherons ensuite de remonter à la source qui les produit. Les principaux, ceux qui la caractérisent essentiellement, sont, sans contredit, la tendance qu'éprouvent les liquides à se séparer des solides, leur direction vers le canal alimentaire et une insurrection générale de tout le système locomoteur. De toutes les hypothèses émises pour expliquer les troubles fonctionnels qui en découlent, l'altération du sang par un miasme paraîtrait la plus vraisemblable, si le changement qu'on remarque dans ce liquide chez les cholériques, loin de dépendre de l'introduction d'un nouvel agent dans la circulation, ne consistait au contraire dans la soustraction de plusieurs de ses principes, ainsi que le démontre l'analyse comparative du sang et des matières évacuées. Si le sang d'ailleurs était le véhicule de l'agent cholérique, verrait-on l'organe le plus important de l'économie animale, le cerveau, qui reçoit une quantité considérable de ce fluide, rester tout-à-fait en dehors de la sphère d'action de la cause maladive ?

Cette cause écartée, l'électricité se présente en première ligne pour rendre compte des phénomènes prédominans du choléra, et peut seule être considérée comme la source d'où ils émanent.

De tous les agens de la nature, le fluide électrique est le seul qui excite des mouvemens organiques à un très-haut degré; et l'on sait que lorsque l'équilibre est rompu dans les corps, et que l'un ou l'autre des fluides, *positif* ou *négatif*, viennent à prédominer, il en résulte des effets électriques remarquables.

Les contractions musculaires qu'a obtenues *Aldini*, en ne composant la chaîne qu'avec des nerfs et des muscles, autorisent à penser qu'il se forme dans l'économie une électricité nécessaire à l'exercice de nos fonctions, fait que met hors de doute l'exemple des animaux électriques. D'un autre côté, une expérience de *Humbold* fait voir que le courant galvanique décompose par départ les humeurs qui entrent dans notre organisation ; et des expériences récentes, tentées par M. *Folchi*, professeur à l'Archigymnase de Rome, sur les animaux vivans, tendent à démontrer, d'une manière directe, l'existence des courans électriques et à établir que la moelle épinière et les ganglions nerveux sont les agens par l'intermédiaire desquels s'opère la diffusion du fluide électrique (1).

(1) Voici la lettre écrite par M. *Folchi* à M. *Esquirol*, sur les courans électriques de la moelle épinière.

« Vous vous rappelez bien d'avoir lu dans mon Mémoire sur l'Origine des Fièvres Périodiques de Rome, que j'ai fait une expérience physique sur un lapin, pour constater le courant électrique qui vient du cerveau par la moelle épinière. Mais, à cause de la petitesse de cet organe dans le lapin, je n'ai eu qu'un résultat équivoque. J'ai répété l'expérience dans une autre animal bien plus grand, et j'ai obtenu un résultat bien prononcé.

« Voici l'expérience toute simple : Je suis allé à l'abattoir public avec le professeur *Carlocci*, M. *Biccioli* et M. *Luswargh*, mécanicien de l'Université. Nous avons fixé l'aiguille dans la direction du méridien magnétique, et sa pointe au zéro de l'échelle. L'aiguille étant parfaitement immobile, nous avons fait couper la tête à un grand veau, en portant le couteau entre l'occiput et l'atlas. La tête, posée aussitôt sur la table, il se produisait de fortes convulsions des muscles, des yeux et des mâchoires. Alors une extrémité du fil d'argent du galvanomètre, muni d'une petite lame aigue, également d'argent, a été appliquée d'abord sur la substance blanche de la

L'expérience, en outre, a démontré que l'impression du froid sur les corps échauffés, que les variations brusques de la température, ont une influence incontestable sur la production du choléra; et ce point d'observation est d'autant moins à négliger dans la recherche de l'agent cholérique, que, dans un mémoire nouvellement adressé à l'académie de médecine, M. le docteur *Guibert* s'attache à prouver que le fluide électrique est introduit et se développe dans l'économie chaque fois que le corps est exposé au refroidissement, tandis qu'il s'écoule au contraire lorsque le corps s'échauffe.

moelle épinière, tandis que l'extrémité de l'autre fil de l'instrument, également garnie, a été insérée dans le centre ou dans la partie cendrée de la moelle. Au moment de l'application, l'aiguille, qui était immobile à zéro, s'en est éloignée de 6 degrés vers l'ouest, et elle est restée là. En ôtant le fil de la moelle, l'aiguille est remontée à zéro. Les fils ayant été replacés, l'aiguille a eu la même déviation. Enfin l'expérience s'étant renouvelée par 4 fois avec un très-court intervalle, l'aiguille s'est toujours tournée à l'ouest, avec cette différence que, dans la dernière expérience, l'aiguille a marqué 5 degrés au lieu de 6. Le mouvement de l'aiguille à droite nous a fait connaître que l'électricité positive venait du fil conducteur qui touchait à l'extrémité de la substance médullaire.

« Quelle conséquence déduire de cette expérience? Le fluide nerveux est-il identique au fluide électrique? Le cerveau et les ganglions nerveux sont-ils les organes sécréteurs de ce fluide? L'innervation est-elle autre chose que la diffusion du même fluide dans les diverses parties du corps? Je n'oserais tirer moi-même des conclusions. Je les laisse à votre perspicacité et à celle de vos honorables collègues. » (*Gazette Médicale du* 28 *février* 1835.)

Ces faits, joints à la découverte qu'a faite M. *Donné*, au moyen de l'électrophore, d'un système de polarité établi entre le tube intestinal et entre la peau; dont le pole acide ou positif est à la peau et dont le pole négatif ou alcalin est au tube digestif, n'autorisent-ils pas à penser que l'électricité est le seul agent capable de séparer subitement les fluides des solides du corps, de les entraîner vers un de ses émonctoires et de provoquer le mouvement insurrectionnel de tout le système locomoteur? Ces phénomènes, produits d'une action électrique, surprendraient moins les observateurs, s'ils réfléchissaient à la diversité et à la bizarrerie des effets électriques qu'un défaut d'équilibre est susceptible de produire sur les êtres organisés.

Outre ces puissantes considérations qui permettent de rendre compte, à l'aide d'un courant électrique, des phénomènes prédominans et caractéristiques du choléra, si nous avons égard à la brusquerie avec laquelle éclate cette maladie, à la difficulté d'expliquer sa propagation, sans analogue, par le mode de transmission des autres maladies épidémiques, vainement nous chercherions la cause de son origine ailleurs que dans l'action d'un agent qui est répandu partout et qui joue un rôle tellement majeur dans l'organisation des êtres et de l'univers, que l'étude des phénomènes électriques, d'après le célèbre *Hallé*, pourra seule conduire à la résolution complète des mystères les plus merveilleux de la vie.

Ce n'est là sans doute qu'une forte probabilité; mais dans les sciences de raisonnement il n'est guère possible d'arriver à d'autres résultats. La vérité scientifique par excellence, l'admirable théorie de l'attraction, n'est elle-même qu'une supposition au moyen de laquelle on se rend un compte satisfaisant des phénomènes merveilleux du monde planétaire (1).

A présent nous ne chercherons pas à déterminer, ainsi qu'on a tenté de le faire, si le changement de polarité, la nouvelle direction imprimée à l'électricité, qui produit le choléra, dépend des

(1) La connaissance de la cause productrice du choléra ne doit pas rester stérile : elle pourra conduire peut-être à la découverte de son véritable préservatif. S'il est vrai, ainsi que nous cherchons à l'établir, que cette maladie originale soit un effet purement électrique, ne serait-il pas possible de prévenir ce dangereux effet, ou, en d'autres termes, de se garantir du mal, en appliquant immédiatement sur la peau un vêtement fait avec un tissu mauvais conducteur de l'électricité (tels que soie, laine, etc.) et capable de retenir le fluide électrique à la surface du corps? Quelque insignifiant que paraisse ce moyen, nous hésitons d'autant moins à le proposer que son application en serait facile, à la portée de tout le monde, point malfaisante, et que d'ailleurs dans la nature les causes les plus petites, les moyens les plus simples en apparence, produisent souvent de grands effets et les résultats les plus inattendus.

Dans les villes où le choléra pourrait malheureusement se montrer encore, il serait donc à désirer que les commissions sanitaires, les chefs militaires, les personnes placées à la tête des administrations et des établissemens publics, etc., voulussent bien expérimenter un moyen aussi peu dispendieux, qui aurait au moins sur tous les *préservatifs odoriférans* préconisés, l'avantage de ne porter aucune action malfaisante sur l'économie animale, et dont le seul inconvénient pourrait être son inutilité.

changemens survenus dans les rapports habituels des astres et les influences cosmiques; de l'approche des comètes vers notre globe, ou de la conjonction de deux ou plusieurs planètes; nous négligerons également de rechercher si ce principe générateur consiste dans un'état particulier de l'air ambiant par des météores incandescens, des lueurs insolites, ou s'il est occasioné par des tremblemens de terre, des volcans ou telle autre modification survenue depuis peu dans notre globe. Le moindre inconvénient de pareilles tentatives serait leur inutilité. Il nous suffira d'avoir établi l'existence d'un courant électrique comme cause essentielle du choléra; quant à la cause première, comme celles de toutes choses, il n'est pas donné à l'homme de la pénétrer.

Si la cause génératrice du choléra ne peut qu'être présumée, l'étude des causes qui en provoquent le développement est heureusement plus avancée. Dans notre épidémie, comme partout ailleurs, on a observé que la maladie a frappé de préférence les femmes, les enfans, les vieillards, les personnes faibles, valétudinaires, atteintes d'autres affections, et celles épuisées par des maladies antérieures ou par des excès de tout genre; qu'elle a sévi principalement sur les individus pauvres, habitant des quartiers insalubres et entassés dans des maisons malpropres et peu aérées, et que les intempéries atmosphériques, et surtout le passage subit du chaud au froid, rendaient principalement apte à la contracter. Quant aux affections de l'ame elles n'ont eu qu'une bien faible influence, si même leur action n'a pas été tout-à-fait nulle sur son développement.

On doit donc compter parmi les causes prédisposantes et occasionelles du choléra, l'impression subite du froid, l'humidité des nuits, les variations brusques de température, les excès de table, les écarts de régime, l'abus des boissons spiritueuses, l'usage des alimens de mauvaise qualité, le sexe féminin, l'enfance, l'âge avancé et la *misère* qui résume la plupart des causes prédisposantes à toutes les maladies épidémiques (1). La

(1) Les auteurs du *Rapport sur la Marche et les Effets du Choléra-Morbus de Paris*, *etc.*, ont constaté qu'il existe une espèce de population, comme une certaine nature de lieux, qui favorisent le développement du choléra, le rendent plus intense et ses effets meurtriers. Mais peut-être sont-ils arrivés à une conséquence trop exclusive, en déduisant de ce fait, vrai en lui-même, que la misère et l'entassement sont beaucoup plus redoutables que les variations de température, etc., et n'ont-ils pas tenu assez de compte, dans leurs calculs, de l'action du froid et des intempéries atmosphériques auxquelles les malheureux sont principalement exposés. Il résulte en effet des nombreuses et intéressantes recherches auxquelles ils se sont livrés et des rapprochemens qu'ils ont faits de la mortalité chez les diverses professions, qu'ils comprennent dans 4 classes :

1° Que la première classe (professions libérales), composée de propriétaires et de rentiers, a été moins frappée proportionnellement par le choléra que par la mortalité ordinaire.

2° Que parmi les professions commerciales qui composent la deuxième classe (laquelle a été plus frappée par l'épidémie que par la mortalité commune), les professions qui s'exercent dans l'inté-

peur, à laquelle quelques médecins font jouer un si grand rôle, figurerait mieux au nombre des causes

rieur de l'habitation (*marchands de draps*, *de meubles*, *de toiles*, *de vins*, *merciers*, *épiciers*, *fruitiers*, *libraires*, *quincailliers*) n'ont compté qu'un petit nombre de décès ; tandis que les industries qui se composent d'objets dont la vente a lieu soit dans des localités humides et malsaines, soit en plein air, (*aubergistes*, *maîtres d'hôtels garnis et logeurs*, *marchands bouquinistes*, *marchands de bois*, *et employés à la vente dans les chantiers*, *marchands de légumes*, *de volailles*, *nourrisseurs*, *de cirage*, *brocanteurs-fripiers*, *faïenciers*, *de gâteaux*, *d'habits*, *à la toilette*, *de tisane*, *à la halle*, *de poissons*) ont été beaucoup plus maltraitées par le choléra.

3° Que dans la troisième classe (professions mécaniques) les professions qui ont compté le plus grand nombre de décès cholériques s'exercent en plein air (*blanchisseurs*, *maçons*, *matelassiers*), tandis que les autres professions qui s'exercent dans l'intérieur de l'habitation (*bijoutiers-orfèvres*, *ébénistes*, *menuisiers*, *cordonniers*, *couturières*, *fleuristes*, *lingères*, *modistes*, *tailleurs*) ont présenté moins de décès cholériques proportionnels que de décès ordinaires.

4° Enfin, que la quatrième classe (professions salariées) est celle sur laquelle l'influence du choléra semble avoir été la plus forte. Cette classe se compose de *balayeurs*, *bateliers-mariniers*, *charbonniers*, *chiffonniers*, *commissionnaires*, *cuisiniers*, *employés aux halles et marchés*, *gardes d'enfans*, *garde-malades*, *infirmiers*, *journaliers*, *porteurs d'eau*, *portiers*, *remouleurs*, *terrassiers*.

Les *cochers* et les *domestiques*, qui participent à l'aisance des maîtres, quoique fesant partie de la quatrième classe, ont seuls eu un moindre nombre proportionnel de décès cholériques que de décès ordinaires.

« Il ressort, disent les rapporteurs, de l'examen de ces professions, soit en elles-mêmes, soit dans leurs différens modes d'exercice, que le choléra paraît avoir sévi avec moins de vigueur sur les individus auxquels elles permettaient de se garantir de l'intempérie de l'air, que chez ceux qui étaient privés de cet avantage et

aggravantes du mal, lorsque déjà il est développé, que parmi celles qui y prédisposent ou qui peuvent l'occasioner (1). L'on voit, d'après ce qui précède,

dont les professions s'exerçaient en plein air, toutes choses égales d'ailleurs. »

D'après ces précieux résultats, qui ont été à peu près les mêmes dans notre épidémie, il est permis de croire que les intempéries de l'air ne sont pas sans influence sur la production du choléra, et qu'elles ont autant de part que la misère aux ravages qu'il exerce; ou du moins, qu'il faut le concours de ces deux causes, misère et intempéries atmosphériques, pour permettre à l'agent cholérique de déployer toute sa funeste activité. — Ces faits nous paraissent de la plus haute importance : ils conduisent à chercher dans l'atmosphère l'*inconnu* qui cause le choléra, et ne peuvent donner que plus de poids à l'opinion que nous cherchons à faire prévaloir sur la cause productrice de cette maladie.

(1) Les affections vives de l'ame, quoiqu'en disent certains auteurs, ne sauraient être comptées au nombre des causes actives prédisposantes du choléra. Elles aggravent plutôt le mal quand il existe, qu'elles ne favorisent son invasion. Dans notre épidémie les personnes les plus effrayées (classes aisées) sont celles qui ont été le moins frappées : et les enfans et les insensés, qui ne sont nullement susceptibles de frayeur, ont présenté proportionnellement un nombre de cholériques plus grand que les individus d'un âge mûr et soumis à toute l'action des impressions morales : toutefois la peur, née d'une fausse idée de contagion, peut avoir, dans les épidémies, des conséquences fâcheuses, en portant à prendre des mesures inopportunes, capables d'empêcher les approvisionnemens des villes présumées contaminées, et d'amener ainsi la famine et tous les désastres qui en découlent.

Les mesures adoptées, prises par l'autorité, à l'occasion de notre choléra, ont heureusement toutes été dictées par la prudence. Elles ont consisté à faire entretenir la propreté des rues, à donner des soins et secours aux pauvres cholériques et à soulager la misère des

que les causes du choléra, comme celles des autres maladies épidémiques, sont de deux ordres : les unes inhérentes à l'individu, et les autres qui lui sont étrangères: et qu'il faut la combinaison de ces deux ordres de causes pour permettre le développement de la maladie. Ainsi s'expliquent les nombreuses exceptions et les nuances infinies d'intensité du mal, offertes par les habitans d'une ville soumis à la même influence épidémique, et dont on ne saurait se rendre compte si l'action d'une cause efficiente pouvait suffire pour développer une épidémie.

SIÉGE ET NATURE DU CHOLÉRA.

Les ouvertures des cadavres ont été jusqu'ici impuissantes pour faire arriver à la découverte du siége du choléra. Les lésions anatomiques qu'elles permettent de constater sont en effet toutes négatives (1). L'injection que présente la muqueuse

classes indigentes. Aussi est-ce peut-être non moins à ces précautions d'humanité, qu'aux efforts de la science et aux habitudes de tempérance et de sobriété de la population marseillaise qu'il faut attribuer le peu d'extension de notre épidémie.

(1) Raideur cadavérique, affaissement du tissu cellulaire sous-cutané, raccornissement de la vessie qui ne renferme que peu ou point d'urine ; présence dans l'estomac et dans le tube intestinal d'une matière séro-albumineuse ; injection du système veineux ; présence dans la vésicule biliaire d'une bile noire, de consistance

gastro-intestinale doit être considérée comme un résultat cadavérique, ou comme l'effet de la stase du sang dans les capillaires de cette membrane, de même que, pendant la vie, la cyanose est le produit de la gêne de la circulation dans les capillaires cutanés. La couleur rosée qu'on rencontre aux intestins est communiquée au sang déposé dans leurs capillaires par le contact de l'air qui colore également en rouge la moelle épinière et la plupart des nerfs ganglionnaires que la dissection met à découvert. Les auteurs qui, à l'exemple de M. *Broussais*, se sont appuyés sur l'injection sanguine des vaisseaux mésaraïques, pour voir dans le choléra une véritable *gastro-entérite active*, sont tombés dans une erreur grossière, dont ils auraient pu facilement se garantir, en comparant les phénomènes morbides du choléra avec ceux propres à la gastro-en-

sirupeuse; foie et la plupart des viscères gorgés d'un sang noir; développement des glandes de *Brunner* et de *Peyer*; sécheresse de la plèvre, du péricarde et du péritoine; sang artériel ayant un aspect goudronneux et la consistance d'une gelée; ventricules du cœur presque vides de sang; oreillettes et poumons gorgés d'un sang noir; canal intestinal rétréci dans quelques points, dilaté dans d'autres : telles sont les lésions générales les plus fréquentes que présentent les cadavres des cholériques, et qui ont été constatées par les autopsies faites à l'Hôtel-Dieu de Marseille. Ces dernières ont montré de plus l'altération assez fréquente du système ganglionnaire, consistant principalement dans l'injection présumée morbide et dans l'augmentation de volume et de densité de quelques ganglions.

térite. Il existe une telle dissemblance entre eux qu'on a de la peine à concevoir que des médecins d'un mérite incontestable aient pu avancer une pareille proposition. Nous avons vu que les altérations qui caractérisent l'inflammation de la membrane muqueuse gastro-intestinale ont toujours été exceptionnelles, et qu'elles n'ont été fournies que par des sujets chez lesquels la gastro-entérite préexistait au choléra, ou chez qui elle était survenue après sa période de réaction. Chez les hommes sains, au contraire, qui ont succombé dans la première période du mal, la membrane muqueuse gastro-intestinale a généralement été trouvée pâle, lorsqu'elle n'était pas injectée par le sang que la gène de la circulation y avait fait stagner.

D'après M. *Bally*, qui considère la maladie comme une circulation rétrograde, antipéristaltique de la lymphe et du chyle, on serait porté à chercher le siége du choléra dans le système chylifère et lymphatique. Mais le peu de fondement de l'opinion de ce médecin distingué ressort évidemment de l'étude des phénomènes cholériques dont sa supposition ne saurait rendre un compte satisfaisant.

La prétendue découverte de M. *Serres* placerait le siége du choléra dans le canal intestinal, si le développement des follicules, intermédiaires aux glandes de *Brunner* et de *Peyer*, que ce savant médecin a pris pour une éruption psorique, n'était un épiphénomène purement accidentel et de bien peu de valeur dans l'étude de la maladie.

D'autres médecins recommandables (1) ayant cru trouver dans cette éruption, que nous avons dit être le simple développement des corpuscules de *Lieberkuhn*, la plus frappante analogie avec le millet de la peau, ont fait un rapprochement forcé des symptômes propres à la miliaire et au choléra, pour ne voir dans cette dernière maladie qu'une affection miliaire dont ils ont placé le siége dans les intestins.

Les médecins qui ont localisé le choléra dans le sang, en se fondant sur la coagulation et l'altération de ce liquide, ont également avancé une assertion tout-à-fait gratuite. La diminution ou la difficulté de l'hématose laisse sans explication la plupart des phénomènes morbides, et n'est elle-même qu'un des principaux symptômes de la maladie.

La coloration de la moelle épinière et du nerf trisplanchnique n'a pas été assez souvent observée, pour pouvoir être considérée comme morbifique, et paraît d'ailleurs tenir à la même cause qui injecte la membrane muqueuse gastro-intestinale.

Les lésions que nos recherches nous ont fait découvrir dans le système ganglionnaire resteraient donc seules, comme faits matériels, pour jeter

(1) MM. les docteurs *Ducros*, *Giraud*, *Martin* et *P. M. Roux*.

quelque jour sur le sujet qui nous occupe, et nous pourrions nous appuyer sur elles pour établir notre opinion sur une base anatomique. Mais nous aimons mieux attendre, pour leur reconnaître la valeur qu'elles peuvent avoir relativement au siége du choléra, que ces lésions aient été vérifiées et constatées par de plus habiles observateurs, et avouer que les altérations pathologiques observées jusqu'ici ne sont ni assez constantes, ni de nature à dévoiler le siége du mal. Eh! pourrait-il en être autrement pour une maladie qui attaque la vie à sa source et l'éteint souvent dans quelques heures? Cette affection au surplus n'est pas la seule qui ne laisse aucune trace matérielle après elle : le tétanos et la plupart des névroses sont dans le même cas.

A défaut de preuves physiques, d'altérations anatomiques, plus souvent effets d'ailleurs que causes de maladies, l'étude de la pathogénie du choléra suffira peut-être pour nous conduire à la connaissance de son siége probable.

Nous avons déjà vu que l'abondance et la nature des évacuations dans le choléra tenaient à la séparation des parties fluides d'avec les solides du corps humain, et que l'électricité dirigeait ces fluides vers le canal intestinal, après les avoir violemment séparés de nos humeurs. Il nous reste maintenant à examiner au moyen de quels intermédiaires s'opèrent les autres phénomènes cholériques, et quels sont les organes sur lesquels la même force électrique, qui entraîne les fluides vers un des émonctoires de l'économie, porte sa principale action. Si nous parvenons ainsi à nous rendre un compte rationnel des symptômes les plus essentiels du choléra après être remonté à la source d'où ils émanent, nous posséderons sur le siége du mal une théorie qui présentera tous les caractères de la vérité.

Et d'abord résumons les fonctions attribuées aux centres nerveux qui nous paraissent être les intermédiaires naturels et, pour ainsi dire, obligés de l'électricité. Des nombreux travaux, entrepris sur ce sujet, il résulte : que le nerf grand sympathique préside à la nutrition, aux sécrétions, à la distribution de l'influence nerveuse qui anime le cœur, le canal alimentaire, l'appareil génito-urinaire ; et des connexions multipliées du système ganglionnaire avec le centre nerveux rachidien, et surtout avec le pneumo-gastrique, il s'ensuit en outre que ces deux portions d'un même tout exercent l'une sur l'autre une influence réciproque dans l'état de santé, qui est marquée principalement dans l'état de maladie.

L'observation clinique et les résultats de l'expérimentation ont également prouvé que la moelle épinière est le principal agent de transmission dans la manifestation des mouvemens volontaires, et qu'elle exerce une influence manifeste sur la production de la sensibilité, du mouvement, de la chaleur animale, de la transpiration cutanée, des fonctions digestives, des fonctions mécaniques de la respiration et des mouvemens du cœur.

Ces fonctions reconnues, il suffit de rappeler les symptômes les plus tranchés du choléra pour être convaincu qu'ils partent tous des principaux centres nerveux, quoique le plus souvent on ne trouve aucune altération appréciable dans leur structure, et qu'ils tiennent à un trouble profond de l'innervation, évidemment déterminé par la même cause qui pousse les fluides de nos humeurs vers l'émonctoire gastro-intestinal.

La sensation de brûlure et de déchirement qui se fait sentir à l'estomac et dans les intestins, les vives douleurs qui traversent le ventre dans tous les sens, les contractions forcées de l'estomac et des intestins, véritables crampes intérieures qui causent les nausées, les envies fréquentes d'aller à la selle, et provoquent les vomissemens et les évacuations par bas des matières cholériques, de quelle autre source en effet peuvent-ils provenir que de la concentration du calorique à l'intérieur, et d'une secousse imprimée aux nerfs de la huitième paire et aux trois divisions du plexus cœliaque et des plexus mésentériques? La suppression d'urine et la suspension des autres sécrétions observées peuvent-elles reconnaître une autre cause qu'une altération fonctionnelle des ganglions sémilunaires et des plexus rénal, hépathique, et autres sous l'influence desquels les diverses sécrétions supprimées se trouvent directement placées ? Trouvera-t-on ailleurs que dans l'affection des nerfs rachidiens et de la vie organique, la cause des crampes ou mouvemens convulsifs des membres, de la constriction douloureuse de la base de la poitrine, de la douleur également spasmodique qui se déclare le long du dos, et de la gène des fonctions mécaniques de la respiration et des contractions du cœur? Enfin, le ralentissement de la respiration et de la circulation du sang, la difficulté ou la cessation de l'hématose, d'où résultent le refroidissement du corps, de la langue et de l'haleine, l'affaiblissement et l'extinction de la voix, la cyanose et la mort par asphyxie, peuvent-ils partir d'un autre appareil organique que des systèmes ganglionnaire et rachidien, dont l'action est confondue par les nombreuses anastomoses qui réunissent les filets nerveux provenant de ces deux sources ?

L'apparition et l'enchaînement de tous les phénomènes qui constituent le choléra s'expliquent donc sans effort par la lésion fonctionnelle du grand sympathique et du cordon rachidien, déterminée par la même force électrique qui entraîne les fluides vers le canal alimentaire. Cette assertion est d'autant plus probable qu'on sait que les nerfs, conducteurs imparfaits des irritations chimiques et mécaniques, propagent rapidement l'irritation galvanique.

A l'aide de cette théorie on explique encore facilement l'existence simultanée des deux ordres de phénomènes que quelques auteurs reconnaissent au choléra, de même que leur apparition isolée et la combinaison d'un ou de plusieurs accidens dans lesquels consiste quelquefois toute la maladie. Ainsi l'abondance isolée des évacuations, sans la coexistence d'aucun symptôme nerveux, ne sera plus un mystère et trouvera sa raison dans la séparation de la partie séreuse de nos humeurs, sans affection des appareils ganglionnaire et rachidien. Au contraire les cas rares, mais non sans exemple, dans lesquels les évacuations ont manqué (*Choléra sec*), montreront que le courant électrique s'est principalement porté sur les appareils dont les fonctions ont été troublées; et l'absence, ou la combinaison plus ou moins variée des symptômes propres à chaque cholérique, se dévoilerait de cette manière par l'innocuité ou l'altération des ganglions correspondans et présidant à l'accomplissement des fonctions intactes ou en souffrance.

Cette opinion sur le siége du choléra acquerrait, aux yeux d'un grand nombre de médecins, un degré de probabilité de plus, si les lésions anatomiques que nous avons signalées pouvaient être constatées par d'autres observateurs. Pour nous, nous pensons qu'on a beaucoup exagéré l'importance de l'anatomie pathologique, et que les considérations qui précèdent n'ont pas besoin de l'appui de ce résultat physique pour autoriser à regarder le nerf grand sympathique et les ganglions rachidiens comme le seul siége possible du choléra.

Mais en quoi consiste l'altération des principaux centres nerveux à laquelle nous venons de rattacher une grande partie des phénomènes cholériques ? Est-elle inflammatoire, nerveuse, vitale, etc. etc.? Une pareille question ouvre un champ trop vaste aux conjectures pour qu'il soit possible de s'y engager avec l'espoir d'arriver à quelque résultat utile pour la science. L'essence des maladies en général paraît être au nombre de ces mystères que la nature permet quelquefois de soupçonner, mais qu'elle ne dévoile jamais à l'avide curiosité du savant. Tout ce qu'il est possible d'avancer ici c'est que les appareils ganglionnaire et spinal reçoivent de l'agent cholérique une impression particulière qui donne lieu à des désordres fonctionnels sans analogue en pathologie, et qui diffèrent essentiellement du myélitis et de toutes les affections connues du système nerveux. Tout semble se passer dans l'innervation, c'est-à-dire, que le fluide nerveux, qui n'est probablement que le fluide électrique, imprime à la plupart des fonctions, placées directement ou indirectement sous son influence, une modification désordonnée, quand il ne les supprime pas subitement. Ce n'est là sans doute que reculer la difficulté et substituer un *inconnu* à un autre *inconnu*; mais quoique nous n'ayons pas la prétention d'éclairer la nature du choléra en la considérant comme purement vitale, l'aberration de l'innervation dans laquelle nous la fesons consister aura au moins l'avantage de nous préserver de l'erreur dans laquelle sont tombés les auteurs qui ont considéré cette maladie comme une inflammation gastro-intestinale, comme un empoisonnement miasmatique par absorption, une altération du sang, etc.; suppositions tout-à-fait inadmissibles et qui peuvent conduire à une thérapeutique dangereuse pour les malades.

—

RÉSUMÉ.

L'étude que nous venons de faire du choléra nous a montré que les phénomènes qui lui sont propres doivent être rattachés à l'action d'un agent impondérable, et qu'ils ne pouvaient être que des effets électriques. Elle nous a fait voir encore que pendant toute la durée du mal le cerveau conserve l'intégrité de ses fonctions, et qu'il reste tout-à-fait en dehors de la sphère d'activité de l'agent cholérique.

Cette vie à part de l'organe de l'intelligence, ce défaut de participation de l'instrument le plus important de la machine humaine aux désordres multipliés et tous plus au moins extraordinaires que provoque la cause insaisissable du choléra, est un fait négatif, à la vérité; mais qui, joint aux autres faits plus directs que nous avons cités et aux considérations qui les accompagnent, n'est pas sans importance, et nous semble parler assez haut en faveur de l'électricité, comme cause génératrice de la maladie.

De cette cause, que des faits concluans nous ont porté à regarder comme la véritable source du choléra, nous avons vu découler l'explication naturelle et nullement forcée de ses phénomènes essentiels, caractéristiques, dont la plupart ont été mal compris et faussement interprétés par les observateurs.

Par l'électricité nous avons pu encore nous rendre raison de la brusque apparition de la maladie partout où elle se montre, de sa dispersion sur divers points opposés, de son mode bizarre de propagation par sauts et par bonds; et en nous appuyant sur des faits multipliés et sur l'expérience de ce qui s'est passé sous nos yeux, il nous a été possible d'attribuer à la production d'une cause spontanée, électrique, son origine nouvelle, son développement récent dans nos climats, sans avoir besoin de recourir à l'importation d'une cause étrangère, susceptible d'être transmise d'un individu à un autre, ou tout autrement par le contact médiat ou immédiat; supposition dont nous avons démontré le peu de fondement, et qui repose tout entière sur des faits controuvés et sur une argumentation peu sévère.

A défaut de lésions anatomiques assez constantes, et sans tenir compte des altérations partielles que nous avons rencontrées sur le nerf grand sympathique, l'étude des phénomènes qui constituent la maladie nous a conduit à chercher et nous a fait trouver dans l'affection des nerfs de la vie organique la raison des diverses particularités du choléra, et nous a ainsi autorisé à regarder ce système comme le seul siége possible de la maladie.

Nous avons encore fait entrevoir qu'il serait possible d'arriver à la découverte d'un *préservatif* et peut-être même à celle d'un *spécifique*, ou soit d'un agent curatif puissant, en cherchant un moyen capable de fixer l'électricité à la surface du corps, ou de la répartir convenablement lorsque déjà son action est produite. Et enfin, dans l'impossibilité de faire agir jusqu'ici l'électricité comme moyen curatif efficace, nous avons fait connaître la médication qui nous a paru n'avoir pas été étrangère à l'issue de la maladie, et avoir produit comparativement les résultats les plus satisfaisans.

Des faits et des considérations qui précèdent nous croyons donc être en droit de déduire les conclusions suivantes qui résument, pour ainsi dire, la partie médicale de notre travail.

1° La cause productrice du choléra consiste dans un courant électrique, qui agit de dehors en dedans, sépare les fluides d'avec les solides du corps humain, les entraîne vers un de ses émonctoires, (ordinairement le tube digestif) et produit une série de phénomènes plus ou moins compliqués.

2° Le choléra n'est pas susceptible d'importation, et se développe spontanément partout où il se montre : une fois déclaré dans une localité il ne s'y propage ni par contagion, ni par infection; mais s'y répand d'une manière bizarre, capricieuse, comme tous les effets de l'électricité.

3° Le siége du choléra doit être placé dans les systèmes ganglionnaire et rachidien.

4° Sa nature paraît être toute vitale, ou, en d'autres termes, la maladie consiste dans une perversion de l'innervation, une inégale répartition de la vitalité, qui ne saurait être appréciée que par ses effets.

5° Le préservatif et le spécifique du choléra sont encore à trouver.

6° Enfin, la thérapeutique n'est pas sans influence sur l'issue de la maladie à l'état algide; et parmi les divers traitemens curatifs employés dans les hôpitaux de Paris et à l'Hôtel-Dieu de Marseille, celui auquel nous avons eu recours paraît avoir procuré les résultats les plus avantageux.

FIN.

ERRATA.

Page 9, ligne 1, au lieu de *donné*, lisez *donnés*.
» 13, ligne 13, au lieu de *dénués*, lisez *dénué*.
» 66, ligne 19, au lieu de *Bailly*, lisez *Bally*.
» 85, ligne 15, au lieu de *le médecine*, lisez *le médecin ne*.
» 96, ligne 3, au lieu de *dépendant*, lisez *dépendantes*.
» 112, ligne 13, au lieu de *lésion*, lisez *lésions*.
» 131, ligne 27, au lieu de *propa-gation*, lisez *propagation*.
» 138, ligne 8, au lieu de *s'est*, lisez *c'est*.

TABLE DES MATIÈRES.

FIN DE LA TABLE.

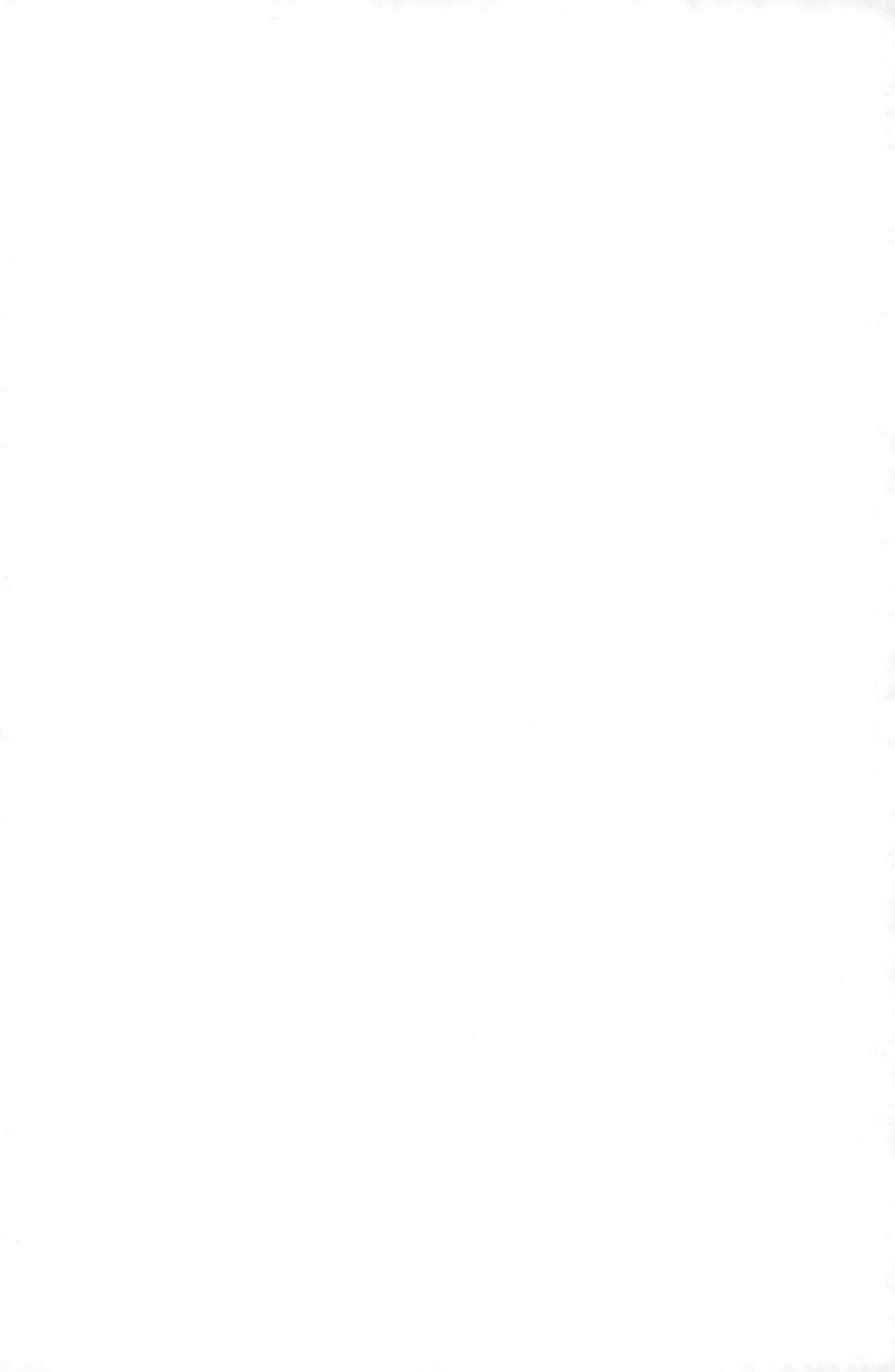

www.ingramcontent.com/pod-product-compliance
Lightning Source LLC
Chambersburg PA
CBHW060432090426
42733CB00011B/2238
* 9 7 8 2 0 1 1 3 0 1 2 3 9 *